"两品一械"监管及产业发展

蓝皮书

2024

国家药品监督管理局信息中心
（中国食品药品监管数据中心）　编写
中国药品监督管理研究会

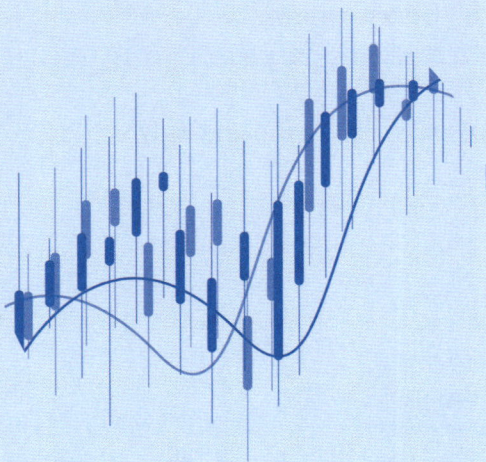

中国健康传媒集团
中国医药科技出版社

图书在版编目（CIP）数据

"两品一械"监管及产业发展蓝皮书. 2024 / 国家
药品监督管理局信息中心（中国食品药品监管数据中心），
中国药品监督管理研究会编写. -- 北京：中国医药科技
出版社，2025．5（2025．5重印）. -- ISBN 978-7-5214-5301-0

Ⅰ. R954；F426.7

中国国家版本馆 CIP 数据核字第 2025NT2671 号

责任编辑　于海平
美术编辑　陈君杞
版式设计　锋尚设计

出版　**中国健康传媒集团** ｜ **中国医药科技出版社**
地址　北京市海淀区文慧园北路甲 22 号
邮编　100082
电话　发行：010-62227427　邮购：010-62236938
网址　www.cmstp.com
规格　710×1000mm　¹/₁₆
印张　12 ¾
字数　206 千字
版次　2025 年 5 月第 1 版
印次　2025 年 5 月第 2 次印刷
印刷　天津市银博印刷集团有限公司
经销　全国各地新华书店
书号　ISBN 978-7-5214-5301-0
定价　179.00 元

获取新书信息、投稿、
为图书纠错，请扫码
联系我们。

　　《国务院办公厅关于全面加强药品监管能力建设的实施意见》（国办发〔2021〕16号）明确"按照高质量发展要求，加快建立健全科学、高效、权威的药品监管体系"。《"十四五"国家药品安全及促进高质量发展规划》（国药监综〔2021〕64号）确立"药品监管能力整体接近国际先进水平，药品安全保障水平持续提升""产业高质量发展的监管环境更加优化"的发展目标。"十四五"期间，药品监管创新和体制机制持续优化，药品监管能力和体系在保障公众用药安全和合法权益起到保驾护航作用，同时医药产业生产经营营商环境得到优化和提升，企业创新能力提升和成果显著。国家药品监督管理局信息中心组织编写《"两品一械"监管及产业发展蓝皮书（2024）》，内容涵盖监管和产业大数据两部分，包括"药品监督管理""医疗器械监督管理""化妆品监督管理""监管资源""药品行业""医疗器械行业""化妆品监督行业""专题分析"等章节，对我国"两品一械"监督管理及行业发展情况进行数据展示和分析。

　　报告数据展示和分析结果，显示了"十四五"期间我国"两品一械"监督管理的状况，希冀为国家和地方监管部门提供药品科学监管和产业高质量发展方面的数据决策参考。

目录

第一部分

"两品一械"监管大数据

一、药品监督管理

（一）监管政策与标准修订情况

截至2023年底，国家药典标准共6325项，局颁标准共1.64万项，近5年标准数量大致相同（见图1-1）。

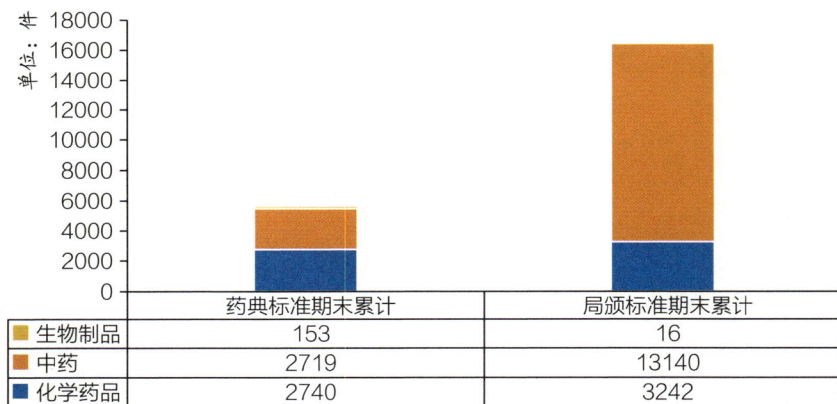

图1-1 截至2023年底药品标准修订情况

	药典标准期末累计	局颁标准期末累计
生物制品	153	16
中药	2719	13140
化学药品	2740	3242

数据来源：药品监督管理统计年度数据

（二）药品行政受理情况

2023年国家局受理境外（含港澳台）药物临床试验申请568件，同比减少1.05%；受理境外药品上市许可申请638件，同比增加24.37%，受理境内药品上市许可申请5014件，同比增长56.64%（见图1-2、图1-3）。

因《药品注册管理办法》修订，2021年以来化学药品原料药申请被纳入统计，同时2023年仿制药申报数量猛增，境内药品上市许可申请数量受这些因素影响，增长幅度较大。

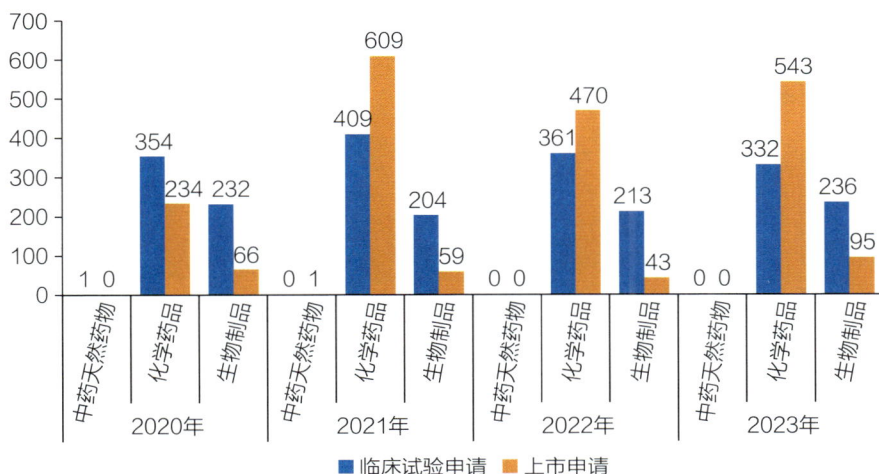

图1-2 2020—2023年受理境外药品申请情况

数据来源：药品监督管理统计年度数据

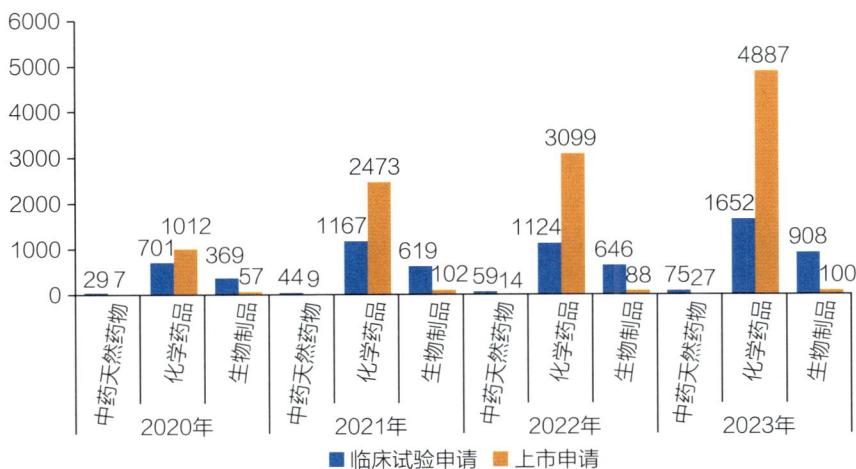

图1-3 2020—2023年受理境内药品申请情况

数据来源：药品监督管理统计年度数据

（三）药品注册获批情况

1. 境内新药临床申请申报情况

2023年批准的境内生产新药临床申请为2019件，同比增长27.87%，

2023年我国持续深化药品审评审批制度改革，审评效率持续提高，国家药监局批准新药临床试验申请数量仍保持了增长势头（见图1-4）。

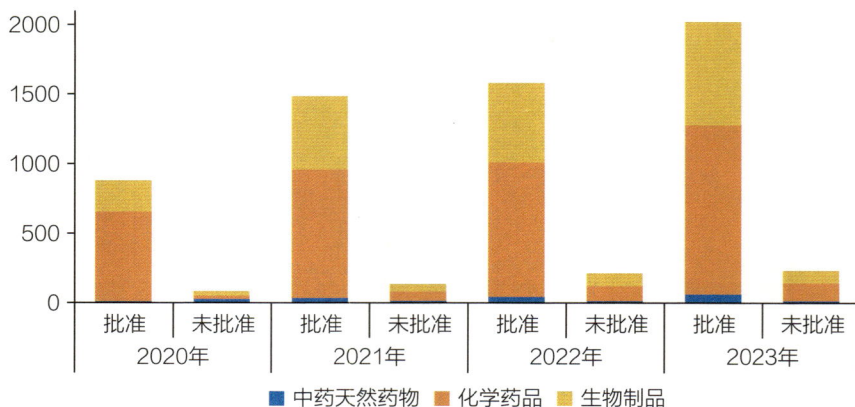

图1-4   2020—2023年临床试验申请审批情况

数据来源：药品监督管理统计年度数据

2. 新上市药品的申报审批情况

截至2023年底，境内生产药品批准文号共15.53万个，境外生产药品批准文号共3034个，境内生产药品批准文号和2022年底数量基本持平，境外生产药品批准文号数量有所增加，同比增加1.20%（见表1-1）。

表1-1   截至2023年底境内、境外生产药品批准文号情况

单位：件

项目	境内生产文号数量	境外生产文号数量
中药天然药物	57852	85
化学药品	95640	2447
生物制品	1816	399
辅料	0	0
境外生产药品分包装	—	103
合计	155308	3034

数据来源：药品监督管理统计年度数据

近4年来,新增境内生产药品批准文号与注销的数量基本相同,境内生产药品批准文号数量基本平稳(见图1-5)。

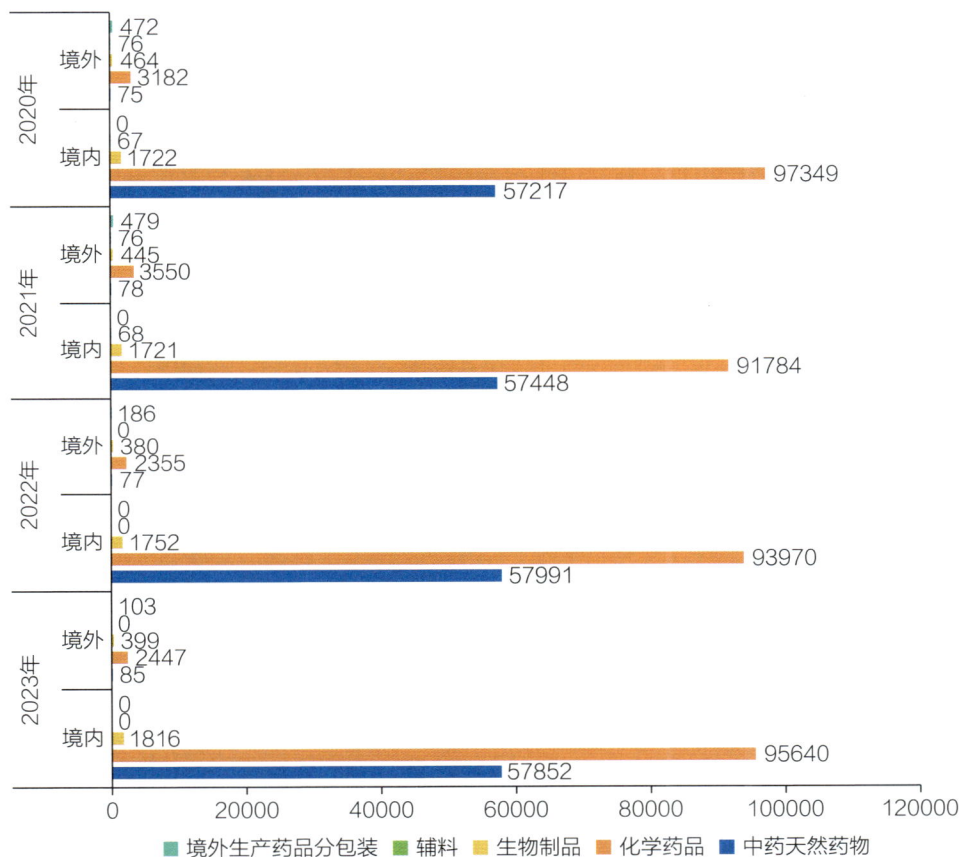

图1-5 2020—2023年境内、境外生产药品批准文号情况

数据来源:药品监督管理统计年度数据

3. 境外生产药品申请的审批情况

2021—2023年境外生产药品临床试验申请和上市申请数有所下降,受理品种主要集中在化学药品数量上(见图1-6)。

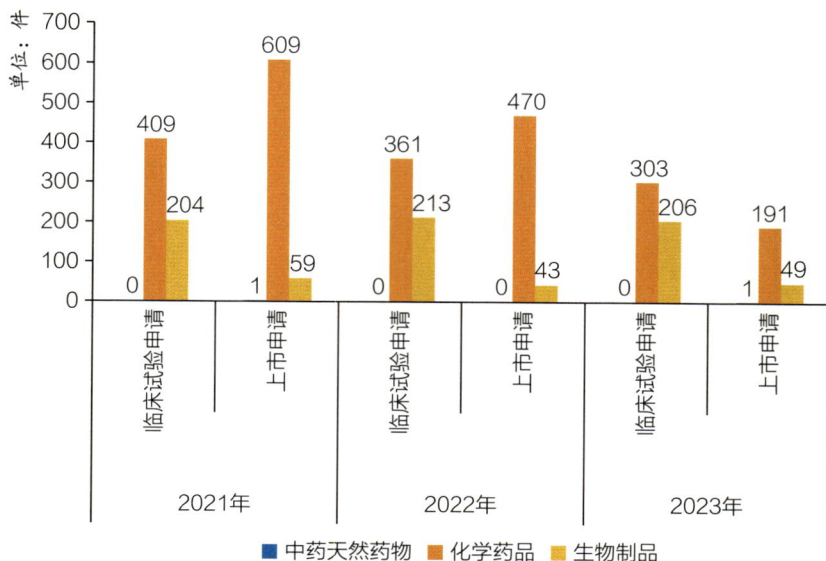

图1-6 2021—2023年受理境外药品申请情况

数据来源：药品监督管理统计年度数据

4. 药品再注册情况

2023年境内药品再注册情况中，化学药品批准5135件，同比降低5.47%，中药天然药物批准2480件，同比增长63.16%（见表1-2、图1-7）。

表1-2 2023年药品再注册获批情况

单位：件

项目	批准	
	境内生产	境外生产
中药天然药物	2480	8
化学药品	5135	458
生物制品	108	56
合计	7723	522

数据来源：药品监督管理统计年度数据

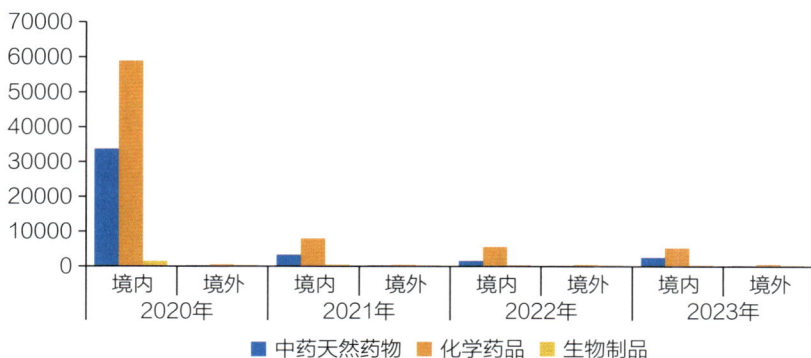

图1-7 2020—2023年药品再注册情况

数据来源：药品监督管理统计年度数据

5. 药品上市后变更备案情况

2023年，化学药品上市后批准变更备案14034件，同比增长44.20%，中药天然药物6165件，同比增长6.04%，生物制品810件，同比增长11.26%（见表1-3、图1-8）。

表1-3 2023年药品上市后变更备案情况　　　　单位：件

项目	国家局审批事项		省局药品上市后变更备案	
	批准	未批准	通过	未通过
中药天然药物	2260	114	6165	412
化学药物	4949	898	14034	1433
生物制品	755	126	810	69
合计	7964	1138	21009	1914

数据来源：药品监督管理统计年度数据

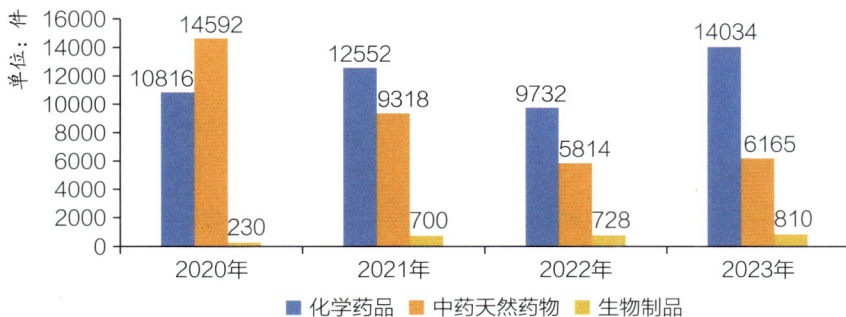

图1-8 2020—2023年省级药监部门有关药品上市后变更备案情况

数据来源：药品监督管理统计年度数据

6. 批准创新药上市情况

2023年国家药监局批准创新药临床品种1918件，同比增长18.76%。批准创新药上市品种40个，同比增加122.22%。

近四年来，国家药监局批准创新药临床品种数量持续上升，同比依次增加38.87%、6.11%、18.76%（见表1–4、图1–9）。

表1-4　2023年国家药监局批准创新药情况

单位：件

项目	批准上市品种数量	批准临床品种数量
中药天然药物	5	45
化学药品	20	1147
生物制品	15	726
合计	40	1918

数据来源：药品监督管理统计年度数据

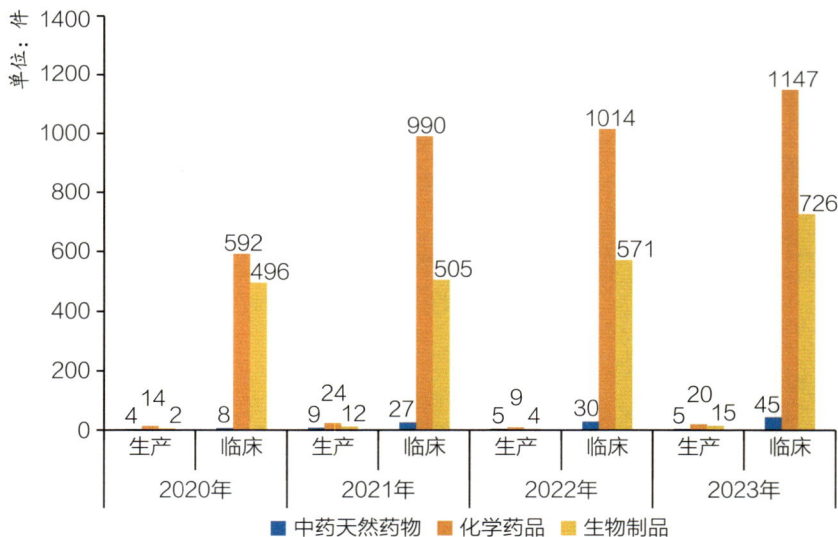

图1-9　2020—2023年国家药监局批准创新药情况

数据来源：药品监督管理统计年度数据

（四）药品企业生产经营情况

1. 药品生产企业

（1）药品生产企业经营情况

截至2023年底，药品生产企业8460家，其中，原料药和制剂生产企业5652家。2023年药品生产企业数量较2022年同期有所增加，近4年药品生产企业数量呈上升趋势（见图1-10）。

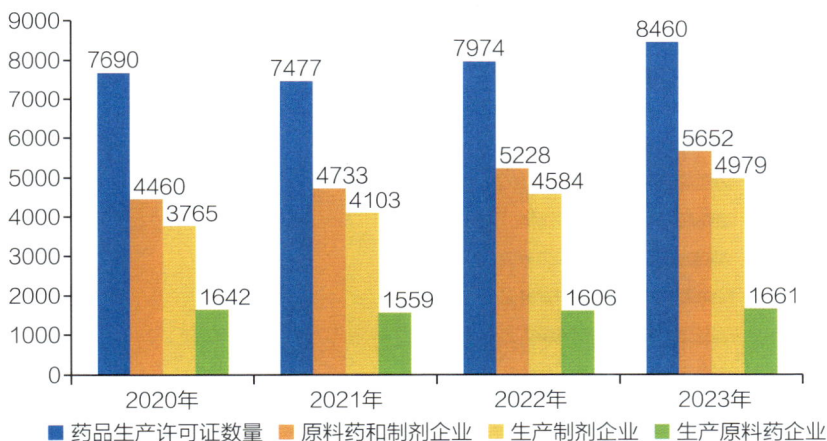

图1-10 2020—2023年药品生产企业许可证情况

数据来源：药品监督管理统计年度数据

从产业分布来看，广东、江苏、四川、山东、安徽、浙江、河北七省的药品生产企业均超400家，占全国总数的43.71%（见图1-11）。

原料药生产企业排名前五的省份为江苏、山东、浙江、四川、湖北。制剂生产企业排名前五的省份为江苏、广东、山东、四川、浙江。中药生产企业（含饮片）排名前五的省份为广东、安徽、四川、河北、吉林。各地优势产业略有差别，广东以制剂企业和中药企业为主，江苏以制剂和原料药企业为主，安徽中药饮片生产企业占优势，吉林以中成药和制剂企业为主，四川和山东各类企业分布相对均匀（见表1-5）。

省份	数值
广东	671
江苏	650
四川	510
山东	494
安徽	493
浙江	453
河北	427
河南	374
湖北	356
吉林	325
北京	286
黑龙江	268
陕西	255
江西	251
湖南	248
云南	246
辽宁	243
上海	242
广西	237
甘肃	176
重庆	174
贵州	168
山西	166
海南	162
福建	161
天津	112
内蒙古	110
新疆	64
青海	49
西藏	49
宁夏	37
新疆兵团	3

单位：件

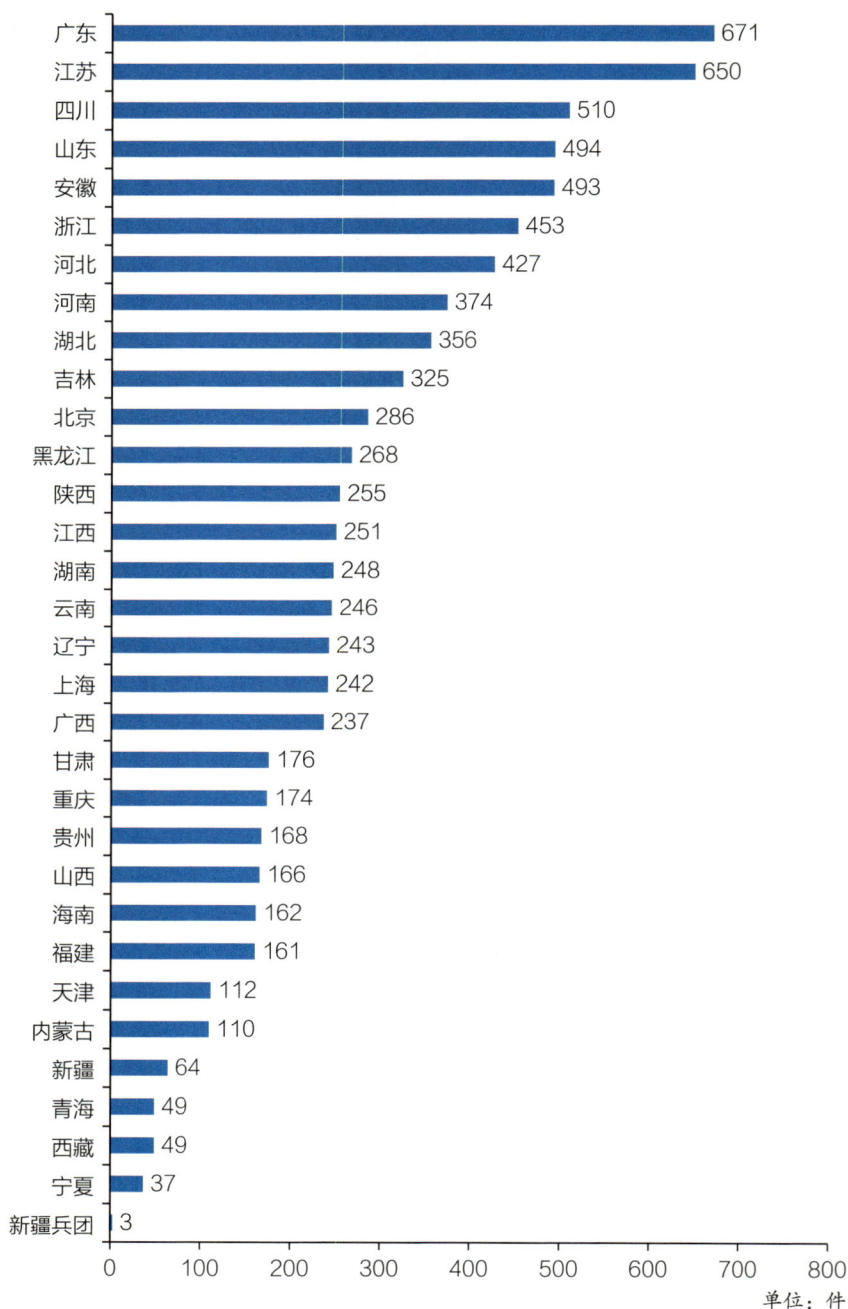

图1-11　截至2023年底各省（区、市）实有药品生产企业许可证情况

数据来源：药品监督管理统计年度数据

表1-5　截至2023年底各省（区、市）实有药品生产企业许可证情况

单位：件、家

省份	药品生产许可证数量	原料药和制剂企业		生产化学药企业	生产中药企业（含饮片）	生产中成药企业	生产中药饮片企业	按药品管理的体外诊断试剂	医用气体企业	特殊药品企业
		生产制剂企业	生产原料药企业							
北京	286	216	24	160	133	74	59	7	7	10
天津	112	77	34	70	47	36	11	0	7	9
河北	427	208	82	204	244	95	149	1	37	7
内蒙古	110	52	22	48	63	27	36	0	18	3
辽宁	243	156	62	148	130	86	44	0	23	4
吉林	325	232	47	198	244	155	89	2	19	3
黑龙江	268	186	31	151	193	126	67	0	19	3
上海	242	200	45	156	64	47	17	4	10	18
江苏	650	450	225	489	167	100	67	3	46	22
浙江	453	236	140	277	132	80	52	0	22	5
安徽	493	191	61	174	369	89	280	0	19	11
福建	161	97	28	88	80	41	39	3	20	2
江西	251	136	42	132	179	93	86	0	23	3
山东	494	295	147	303	213	109	104	1	52	17
河南	374	224	79	184	226	109	117	0	46	37
湖北	356	197	97	184	171	98	73	0	46	7
湖南	248	125	50	118	157	76	81	2	33	5
广东	671	415	84	342	375	177	198	3	42	8
广西	237	136	27	106	181	108	73	0	32	3
海南	162	149	37	139	65	59	6	0	3	5
重庆	174	101	34	93	97	42	55	0	13	7
四川	510	260	103	247	328	146	182	0	39	13
贵州	168	103	8	61	135	78	57	0	18	1
云南	246	113	36	88	186	69	117	0	32	1
西藏	49	41	0	24	29	16	13	0	2	0
陕西	255	171	40	136	182	128	54	0	20	10
甘肃	176	43	15	33	148	32	116	0	15	1
青海	49	25	5	12	41	22	19	0	4	2
宁夏	37	9	11	12	26	6	20	0	4	1
新疆	64	29	7	17	46	21	25	0	13	0
新疆兵团	3	0	2	0	2	2	0	0	0	0
合计	8460	4979	1661	4494	4752	2418	2334	26	712	242

数据来源：药品监督管理统计年度数据

（2）药品生产企业日常检查情况

2023年，全国共检查生产企业1.85万家次，出动5.12万检查人次，发现违法、违规的生产企业2866家次，完成整改5262家次，立案查处110家次（见表1-6）。

表1-6　2023年全国药品生产企业日常检查情况

单位：家次、人次

项目	数量
检查生产企业家次	18451
疫苗生产企业	834
麻醉药品、精神药品、药品类易制毒化学品生产企业	1120
含血液制品、注射剂等高风险品种的生产企业	2313
出动检查人次	51187
发现违法的生产企业	66
发现违规的生产企业	2800
完成整改的生产企业	5262
立案查处的生产企业	110

数据来源：药品监督管理统计年度数据

近4年，国家药监局食品药品审核查验中心及各省局对药品生产企业检查家次数变化不大。从检查发现的违法违规家次在总检查家次中占比情况来看，近4年比值反而呈现上升趋势，分别为12.51%、14.29%、13.43%、15.53%（见图1-12）。

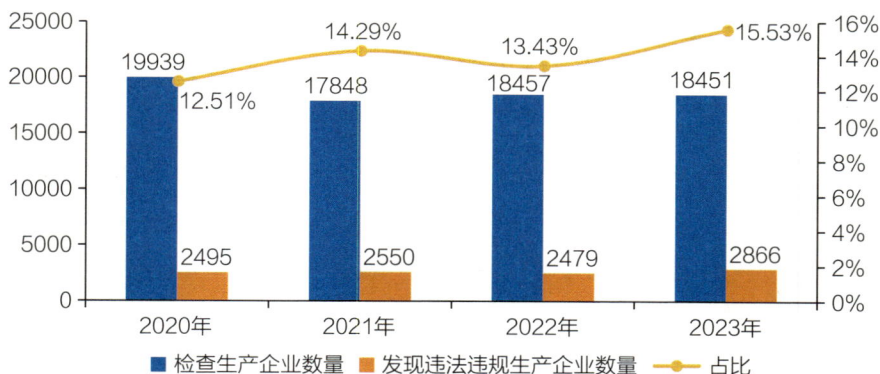

图1-12　2020—2023年药品生产企业日常监管情况

数据来源：药品监督管理统计年度数据

2. 药品经营企业

（1）药品经营企业情况

截至2023年底，药品经营企业68.85万家，其中药品批发企业1.48万家，零售企业（连锁企业+零售单体）67.37万家，其中零售连锁总部6725家，旗下门店数38.56万家，零售单体药店28.14万家（见表1-7）。

表1-7 截至2023年底药品经营企业情况

单位：家

项目	批发		零售连锁		零售
	法人	非法人	总部数量	门店数量	
生物制品	8439	454	4856	—	—
专营药品类体外诊断试剂	762	4	0	—	—
专营中药材、中药饮片	622	6	0	—	—
专营乙类OTC	—	—	—	5444	1954
本期末实有企业数量	13997	795	6725	385594	281366

数据来源：药品监督管理统计年度数据

从地域分布来看，广东、四川、山东、江苏、河北、河南、湖南、辽宁8省的药品经营企业总数较多；批发企业数排名前五的省份为广东、四川、重庆、河南、湖北；药品零售连锁企业数排名前五的省份为四川、山东、广东、河北、湖南；药品零售单体数排名前五的省份为广东、江苏、河南、河北、山东（见图1-13）。

近4年，药品批发企业增幅趋高，需加强对药品批发企业监管指导，药品零售连锁门店数量增幅明显，反映出国家鼓励零售连锁政策效果明显（见图1-14）。

省份	数量
广东	70009
四川	53354
山东	50224
江苏	37044
河北	36677
河南	34973
湖南	28961
辽宁	28386
浙江	26129
广西	25949
安徽	24776
湖北	24517
黑龙江	24429
云南	23848
重庆	20861
贵州	20637
陕西	19742
内蒙古	19115
吉林	18049
山西	18039
江西	15256
福建	13323
新疆	11220
甘肃	9278
海南	6225
宁夏	5918
天津	5680
北京	5554
上海	4667
青海	2343
新疆兵团	2105
西藏	1189

单位：家

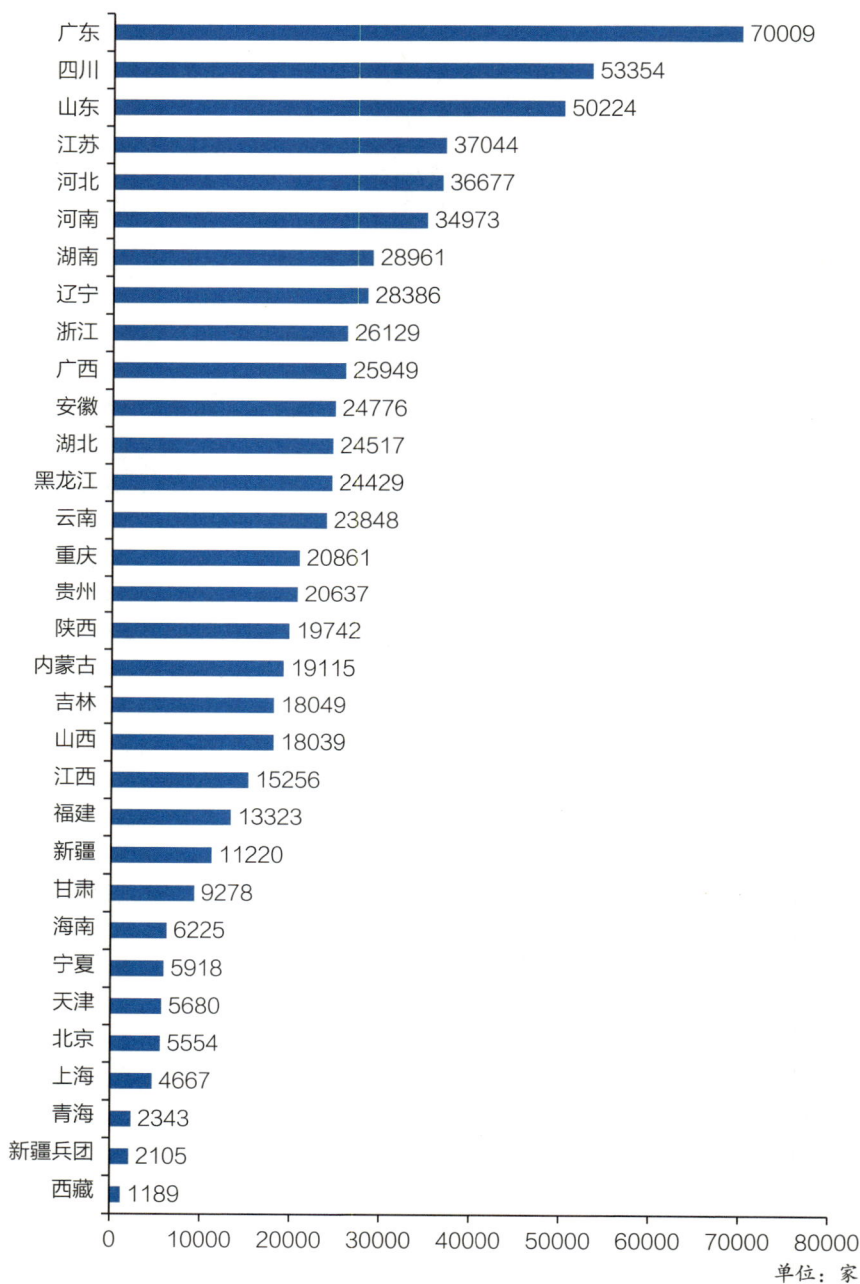

图1-13 截至2023年底各省（区、市）实有药品经营企业许可证情况

数据来源：药品监督管理统计年度数据

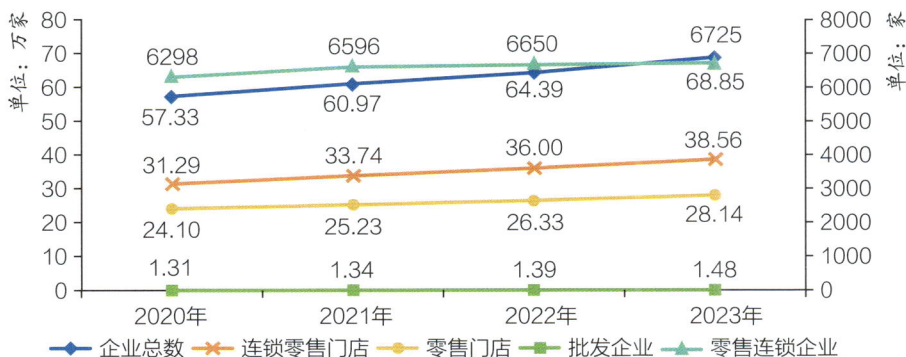

图1-14 2020—2023年药品经营企业许可证情况

数据来源：药品监督管理统计年度数据

（2）药品经营企业日常检查情况

2023年，省级及省级以下各级监管部门共检查经营企业、使用单位206.83万家次，其中检查药品批发企业2.58万家次，检查药品零售企业138.34万家次，共发现违法违规的企业11.91万家次，完成整改11.20万家次，立案查处4.11万家次。

近4年来，全国检查经营企业、使用单位家次在2020年最多，在2021—2023年有所回落。与之相应的存在违法违规企业占比情况呈相反趋势，2020年比值最低，2021—2023年总体呈增长趋势（见图1-15、图1-16）。

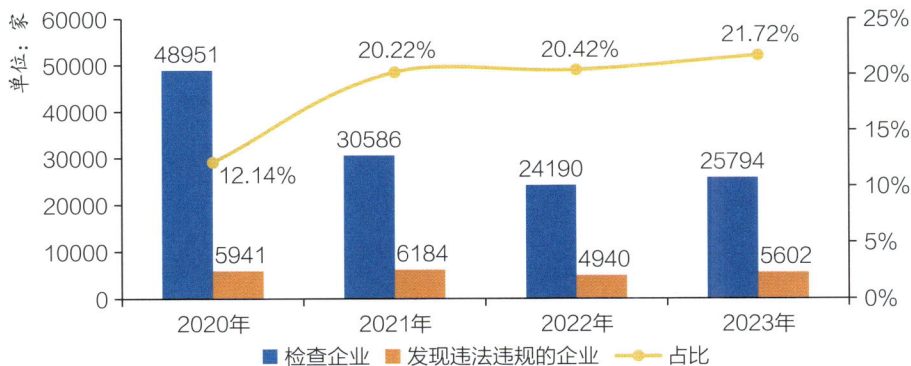

图1-15 2020—2023年药品经营企业（批发）日常监管情况

数据来源：药品监督管理统计年度数据

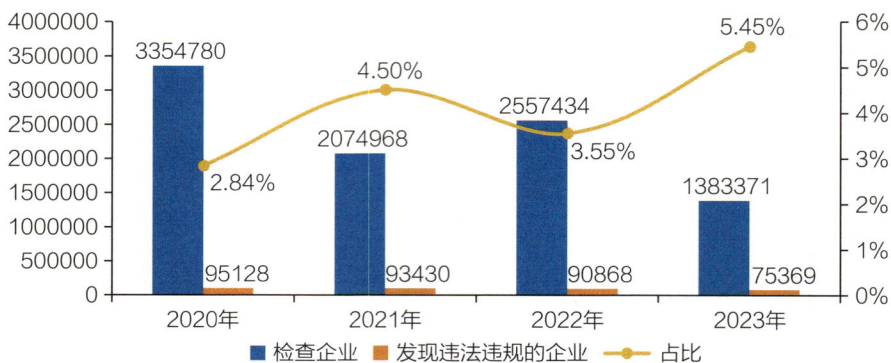

图1-16　2020—2023年药品经营企业（零售）日常监管情况

数据来源：药品监督管理统计年度数据

（五）　药品抽检情况

1. 境内生产药品抽检情况

2023年，国家药品抽检1.91万批次，不合格138批次，不合格率0.72%，不合格率比上年同期上升0.09个百分点。其中，中药饮片抽检2158批次，不合格63批次，不合格率2.92%，是所有药品抽检批次不合格率中最高的，但相比2022年，不合格率有所下降；药品包装材料抽检106批次，不合格2批次，不合格率1.89%，不合格率增长0.80个百分点（见图1-17、表1-8）。

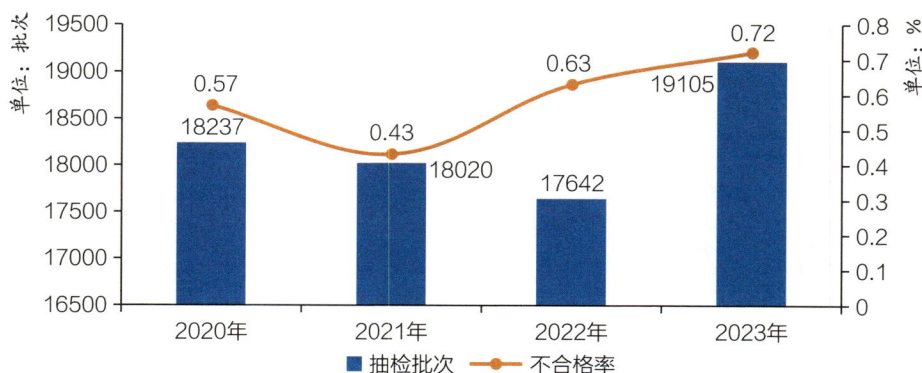

图1-17　2020—2023年国家药品抽检不合格情况

数据来源：药品监督管理统计年度数据

表1-8　2023年国家药品抽检不合格情况

单位：批次

类别		抽检批次	不合格批次	批次不合格率（%）
按药品类别分	化学药品	10893	44	0.40
	中成药	5584	29	0.52
	中药饮片	2158	63	2.92
	生物制品	127	0	0
	药品包装材料	106	2	1.89
	药用辅料	237	0	0.00
按抽检环节分	生产环节	4342	19	0.44
	经营环节	13250	101	0.76
	使用环节	1513	18	1.19
合计		19105	138	0.72

数据来源：药品监督管理统计年度数据

2023年，地方药品抽检20.34万批次，不合格830批次，不合格率0.41%，不合格率同比下降0.08个百分点（见图1-18、表1-9）。

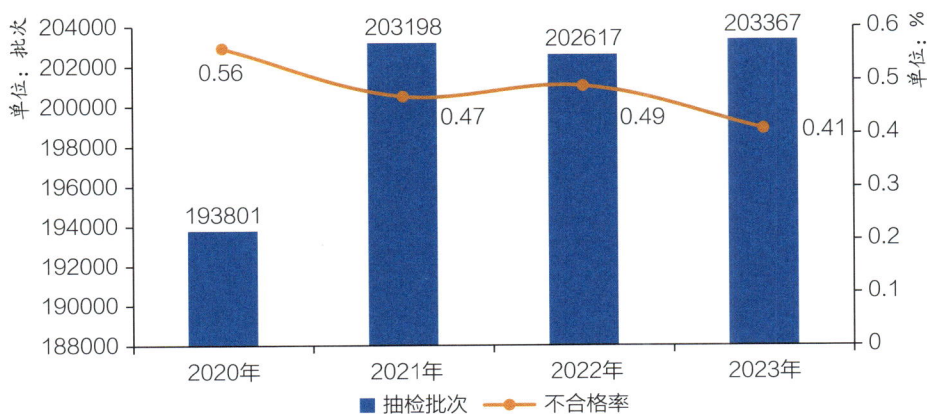

图1-18　2020—2023年地方药品抽检不合格情况

数据来源：药品监督管理统计年度数据

表1-9 2023年地方药品抽检不合格情况

单位：批次

类别		抽检批次	不合格批次	不合格率（%）
按药品类别分	化学药品	91885	141	0.15
	中成药	73693	198	0.27
	中药材、中药饮片	33705	526	1.56
	生物制品	1384	1	0.07
	药品包装材料	1848	11	0.60
	药用辅料	1037	1	0.10
按抽检环节分	生产环节	45126	111	0.25
	经营环节	102137	393	0.38
	使用环节	56104	326	0.58
合计		203367	830	0.41

数据来源：药品监督管理统计年度数据

2. 境外生产药品检验情况

2023年进口药品检验14465批次，其中化学药品370批次、中药8578批次、生物制品5517批次，不合格项目包括性状不合格、鉴别不合格、检查不合格、含量不合格等，主要口岸所包括中检院、上海、广东、天津和北京等（见表1-10、表1-11、图1-19）。

表1-10 2023年进口药品检验情况

单位：批次、万美元

药品类别	拟进口数量	总进口金额	总进口数量	不合格批次	性状不合格	鉴别不合格	检查不合格	含量不合格	其他不合格
化学药品	370	22317.92	370	0	0	0	0	0	0
中药	8578	73863.26	8438	140	81	10	73	35	0
生物制品	5517	1958990.01	5510	7	0	0	0	0	7
合计	14465	2055171.19	14318	147	81	10	73	35	7

数据来源：药品监督管理统计年度数据

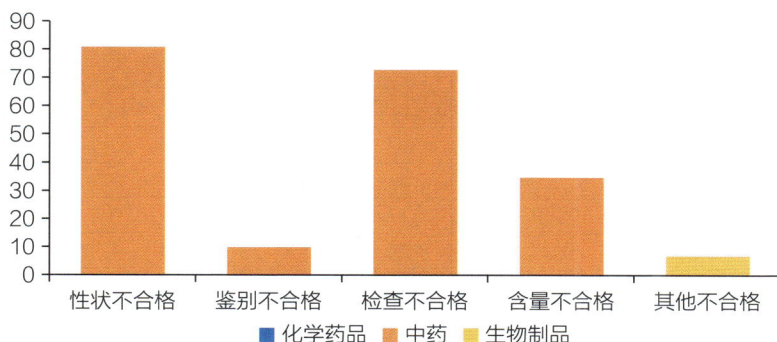

图1-19　2023年进口药品检验情况

数据来源：药品监督管理统计年度数据

表1-11　2023年进口药品检验情况（按口岸所分类）

单位：万美元、批次

口岸	价值（万美元）			批次			
	总金额	合格品价值	不合格品价值	总批次	合格	不合格	不合格率（%）
中检院	1157481.06	1157481.06	0	1096	1096	0	0
上海	373677.36	373486.09	191.27	1876	1822	54	2.88
广东	224375.23	223822.29	552.93	6005	5992	13	0.22
天津	128213.48	128106.1	107.38	889	869	20	2.25
北京	120018.71	120017.91	0.8	1372	1371	1	0.07
广州	27561.14	27561.14	0	385	385	0	0
深圳	9339.42	9338.01	1.41	449	448	1	0.22
苏州	3954.74	3954.74	0	30	30	0	0
浙江	3025.02	3021.43	3.59	336	334	2	0.6
广西	2931.45	2856.9	74.55	507	492	15	2.96
青岛	1412.68	1390.9	21.78	247	239	8	3.24
云南	1296.88	1212.04	84.84	578	555	23	3.98
福建	1102.97	1102.97	0	34	34	0	0
江苏	721.27	721.27	0	70	70	0	0
海南	370.02	368.38	1.64	17	15	2	11.76
四川	256.88	256.88	0	3	3	0	0
重庆	152.57	152.57	0	35	35	0	0

续表

口岸	价值（万美元）			批次			
	总金额	合格品价值	不合格品价值	总批次	合格	不合格	不合格率（%）
大连	139.71	139.71	0	3	3	0	0
黑龙江	120.45	120.04	0.41	497	491	6	1.21
无锡	29.59	29.59	0	1	1	0	0
西藏	12.38	9.33	3.05	14	13	1	7.14
武汉	10.41	10.41	0	17	17	0	0
河南	6.79	6.78	0.01	3	2	1	33.33
陕西	4.66	4.66	0	1	1	0	0
厦门	0	0	0	0	0	0	0
山东	0	0	0	0	0	0	0
湖南	0	0	0	0	0	0	0
辽宁	0	0	0	0	0	0	0
合计	2056214.86	2055171.19	1043.67	14465	14318	147	1.02

数据来源：药品监督管理统计年度数据

（六） 药品不良反应监测情况

2023年，全国共收到药品不良反应报告241.91万份，同比增长19.58%。增长主要是由于近年来药品监管部门不断加强药品不良反应监测体系建设，监测手段日趋完善，监测途径覆盖面广，药品不良反应报告数量显著提升（见图1-20、表1-12）。

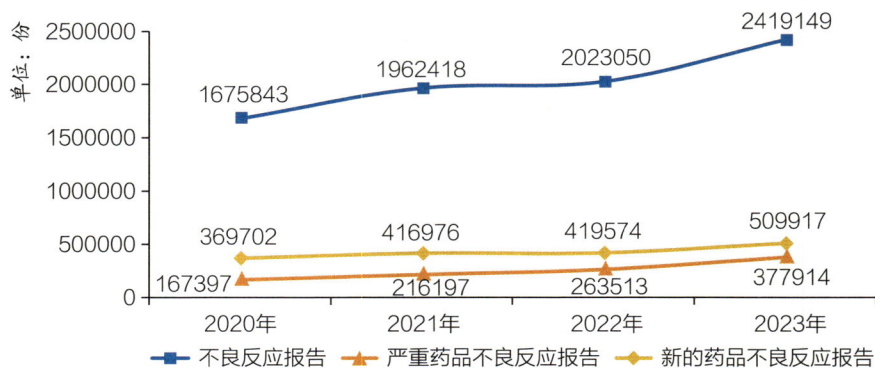

图1-20 2020—2023年全国药品不良反应监测情况

数据来源：药品监督管理统计年度数据

表1-12　2023年全国药品不良反应监测情况

单位：份

项目		化学药品	中药	生物制品	其他	合计
不良反应报告数量		1968116	318357	77255	55421	2419149
严重药品不良反应报告数量		323514	23451	21752	9197	377914
新的药品不良反应报告数量		339575	137178	16572	16592	509917
药品群体不良事件报告数量		0	0	0	0	0
报告来源	医疗单位	—	—	—	—	2178751
	生产单位	—	—	—	—	85256
	经营单位	—	—	—	—	153632
	个人	—	—	—	—	0
	其他	—	—	—	—	1510

数据来源：药品监督管理统计年度数据

二、医疗器械监督管理

（一） 医疗器械政策及标准制修订情况

截至2023年底，全国共有医疗器械标准1974项，其中国家标准271项，行业标准1703项。

近4年，医疗器械标准整体数量平稳增长。其中，强制性行业标准数量每年小幅减少，推荐性标准逐年增加（见图1-21）。

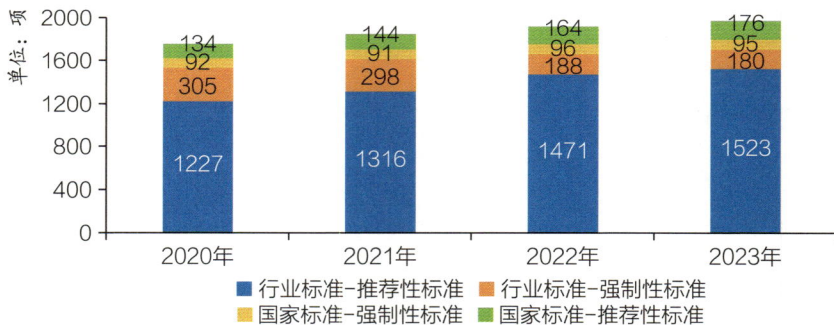

图1-21 2020—2023年全国医疗器械标准期末实有情况

数据来源：药品监督管理统计年度数据

（二） 医疗器械首次注册受理和首次备案情况

2023年，全国共有境内一类医疗器械首次备案27685件，同比降低12.57%，进口一类医疗器械（含港澳台）首次备案588件，同比降低11.18%；受理境内二类医疗器械首次注册18838件，同比增长42.74%，受理进口二类医疗器械首次注册322件，同比增长23.85%；受理境内三类医疗器械首次注册3093件，同比增长36.38%，受理进口三类医疗器械首次注册440件，同比增长25.36%（见图1-22）。

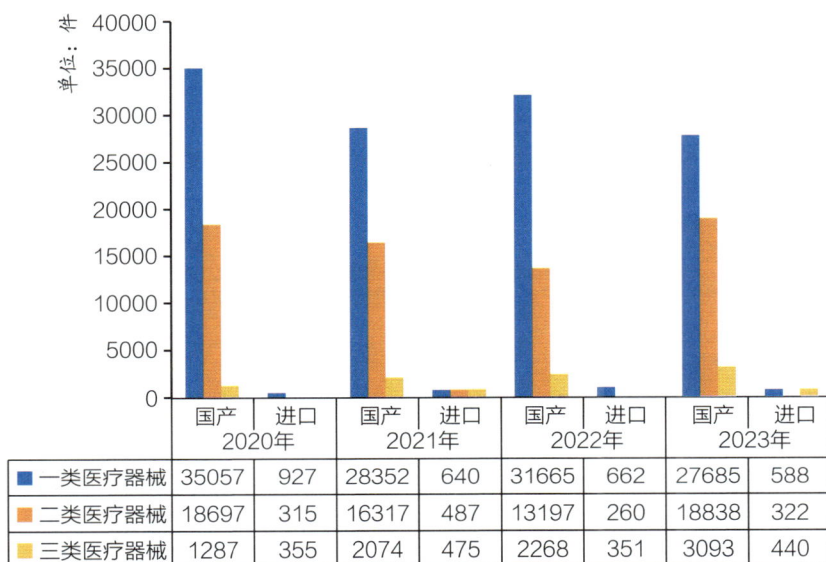

图1-22 2020—2023年全国医疗器械首次注册受理和首次备案情况

数据来源：药品监督管理统计年度数据

（三） 医疗器械备案/注册情况

截至2023年底，全国共有境内一类医疗器械备案189566件，进口一类医疗器械（含港澳台）备案11479件，共批准境内二类医疗器械注册99434件，进口二类医疗器械注册9182件，共批准境内三类医疗器械注册15008件，进口三类医疗器械注册7683件。

近4年，境内各类医疗器械产品注册及备案数量逐年增加。其中，境内一类医疗器械备案数量增长最快，年平均增长率为20.22%，进口一类医疗器械备案数量年平均增长率为6.08%，境内二类医疗器械注册数量和进口二类医疗器械注册数量年平均增长率分别为13.23%和–0.14%，境内三类医疗器械注册数量和进口三类医疗器械注册数量年平均增长率为10.62%和–0.99%（见图1-23）。

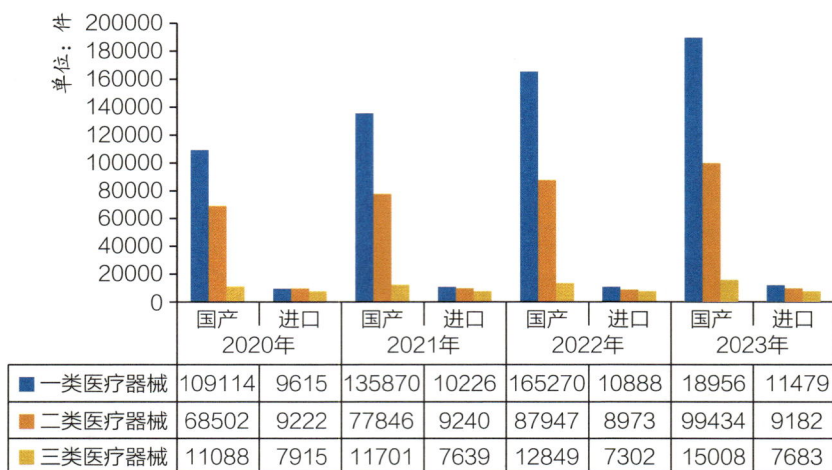

	国产 2020年	进口 2020年	国产 2021年	进口 2021年	国产 2022年	进口 2022年	国产 2023年	进口 2023年
一类医疗器械	109114	9615	135870	10226	165270	10888	18956	11479
二类医疗器械	68502	9222	77846	9240	87947	8973	99434	9182
三类医疗器械	11088	7915	11701	7639	12849	7302	15008	7683

图1-23 2020—2023年全国医疗器械产品注册/备案情况

数据来源：国家药监局官网查询

（四）医疗器械生产经营企业

1. 医疗器械生产企业

截至2023年底，取得生产许可证及备案凭证的医疗器械生产企业共32313家，其中，共有生产一类医疗器械备案凭证20659个，仅生产二类医疗器械许可证14612个，仅生产三类医疗器械许可证1020个。在2020—2022年，一类、二类医疗器械生产企业数量持续大幅增长后，2023年数量基本稳定。三类医疗器械生产企业数量平稳增加。医疗器械生产企业总数有所减少，同比下降0.98%。

截至2023年底，广东省、江苏省、山东省医疗器械生产企业数量位列全国前三（见图1-24）。

2. 医疗器械经营企业

（1）医疗器械经营企业情况

截至2023年底，全国共有二、三类医疗器械经营企业137.57万家，其中，仅经营二类医疗器械的企业90.53万家，仅经营三类医疗器械的企业10.31万家，同时经营二、三类医疗器械的企业36.74万家。

近4年医疗器械经营企业数量逐年增长，二类医疗器械经营企业数量增幅较大，仅经营二类的企业年均增幅15.79%，同时经营二、三类的企业年均增幅15.51%。

截至2023年底,广东省、山东省、河南省医疗器械经营企业数量位列全国前三(见图1-25、图1-26)。

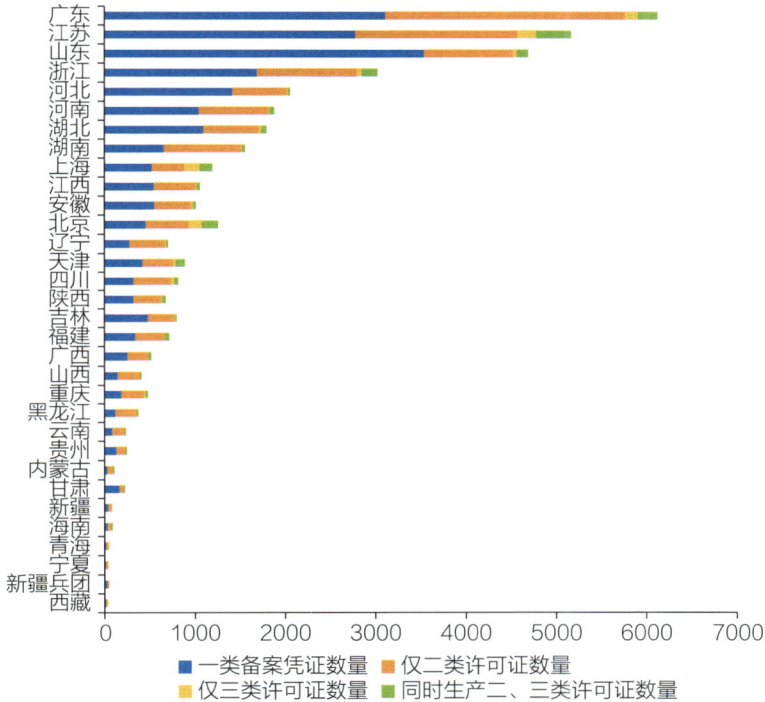

图1-24 截至2023年底全国各省份医疗器械生产企业情况

数据来源:药品监督管理统计年度数据

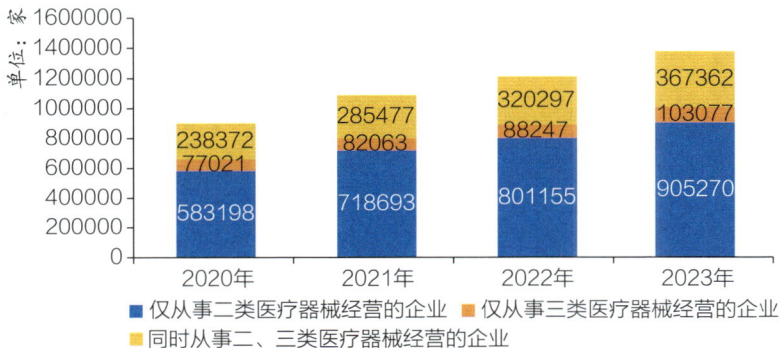

图1-25 2020—2023年全国医疗器械经营企业情况(产品类别)

数据来源:药品监督管理统计年度数据

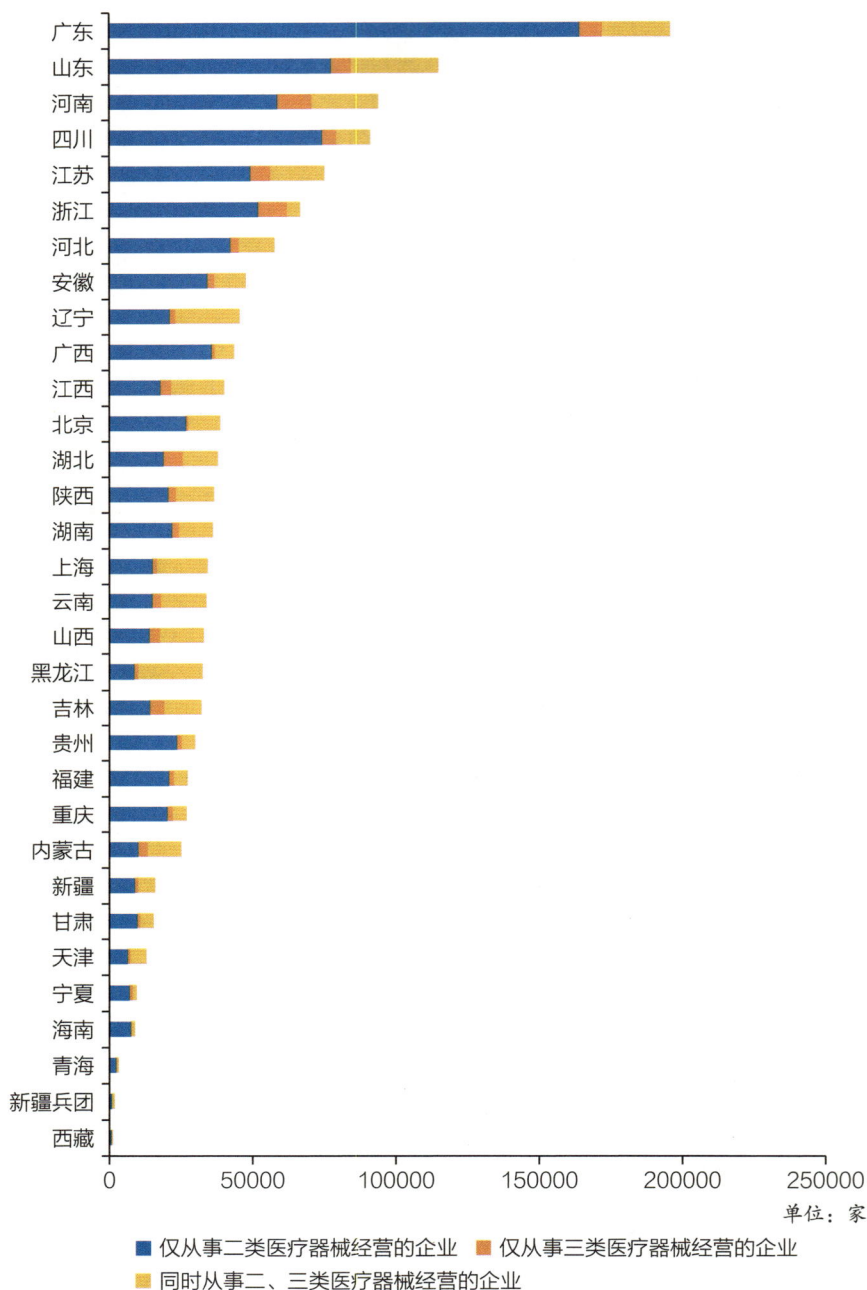

图1-26 2023年全国各省份医疗器械经营企业情况（产品类别）

数据来源：药品监督管理统计年度数据

（2）医疗器械重点监管分类经营企业情况

在各类重点监管企业中，从事体外诊断试剂经营和医疗器械网络销售的企业增幅最大，分别同比增长20.65%、31.06%，超过其他类型企业；仅从事植入性医疗器械经营的企业数量减少，同比下降30.56%（见图1-27）。

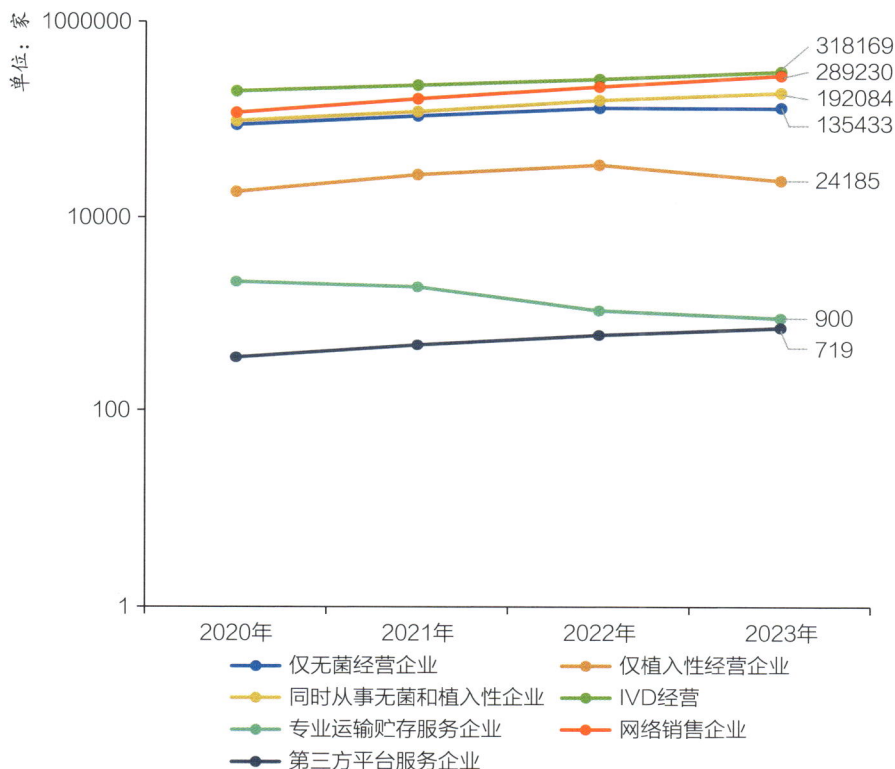

图1-27 2020—2023年医疗器械重点监管分类经营企业情况

数据来源：药品监督管理统计年度数据

（五） 医疗器械日常监管

1. 医疗器械生产企业日常监管

2023年，全国共检查医疗器械生产企业2.67万家次，检查发现存在违法违规的生产企业3957家次，完成整改的生产企业9805家次。

近4年来，对各类企业检查家次数量的最高点均出现在2020年，2021—2023年检查家次小幅浮动（见图1-28）。

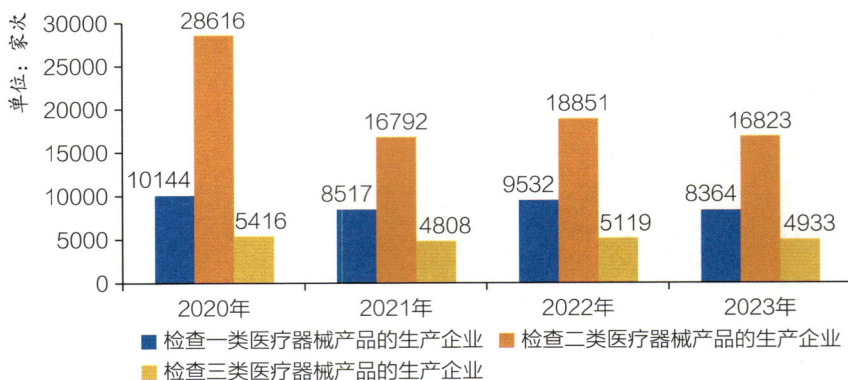

图1-28　2020—2023年检查医疗器械生产企业情况（产品类别）

数据来源：药品监督管理统计年度数据

2. 医疗器械经营企业日常监管

2023年，全国共检查医疗器械经营企业88万家次，存在违法违规的企业及单位2.94万家次，完成整改的企业及单位3.31万家次。

近4年来，全国检查经营企业在2020年最多，在2021—2023年有所回落。与之相应的存在违法违规企业单位家次占比情况呈相反趋势，2020年比值最低，2021年和2022比值明显上升（见图1-29、图1-30）。

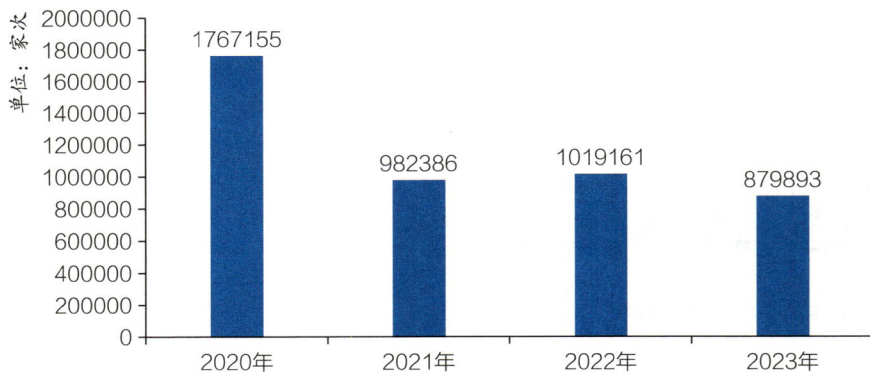

图1-29　2020—2023年检查经营企业情况

数据来源：药品监督管理统计年度数据

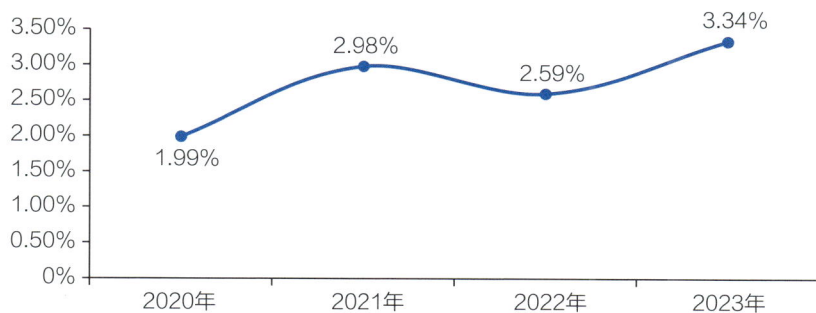

图1-30 2020—2023年存在违法违规的经营企业占比情况

数据来源：药品监督管理统计年度数据

（六）医疗器械抽检情况

2023年，地方医疗器械监督抽检2.06万批次，不合格810批次，不合格率3.94%（见图1-31）。

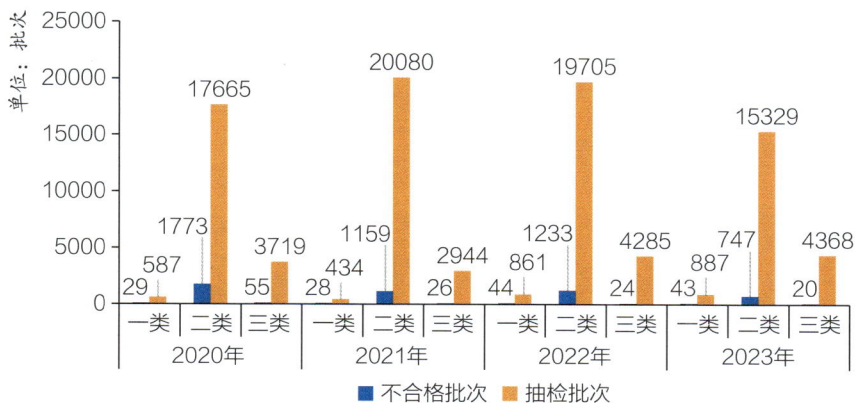

图1-31 2020—2023年地方医疗器械监督抽检情况

数据来源：药品监督管理统计年度数据

三、化妆品监督管理

（一）　化妆品行政受理事项情况

　　截至2023年底，国产特殊化妆品及新原料实有在册18870件。截至2023年底，进口特殊化妆品实有在册4424件（图1-32）。

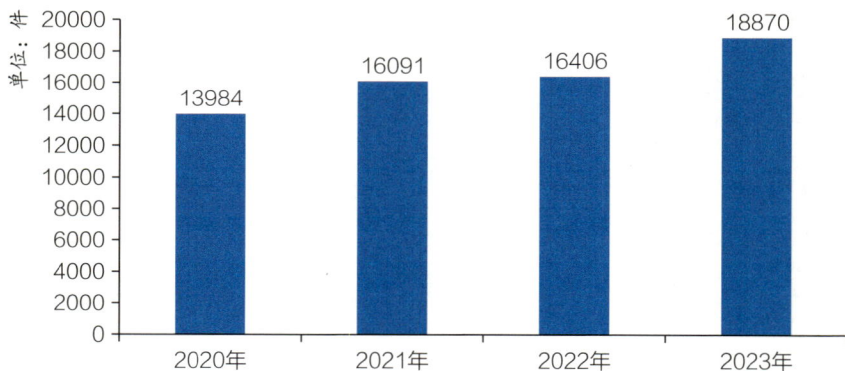

图1-32　2020—2023年国产特殊化妆品及新原料实有在册情况

数据来源：药品监督管理统计年度数据

（二）　化妆品注册审批情况

1. 特殊化妆品注册审批情况

　　2020—2021年特殊化妆品注册情况呈现稳定增长态势，2022年受防疫等因素影响，增长态势一度受阻，2023年恢复稳定增长态势，并呈现一定程度爆发式增长（见表1-13、图1-33）。

表1-13 2020—2023年特殊化妆品注册审批情况（已批准）

单位：件

年度	首次申报		延续申报		变更申报	
	国产	进口	国产	进口	国产	进口
2020	3388	1493	1375	465	1457	169
2021	3572	1329	869	334	1194	263
2022	3022	451	941	368	943	71
2023	5653	888	1544	441	1910	907

数据来源：药品监督管理统计年度数据

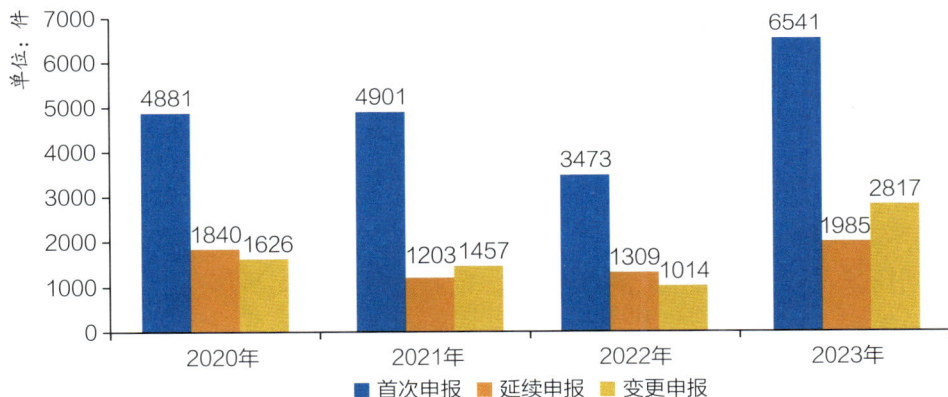

图1-33 2020—2023年国产特殊化妆品注册审批情况（已批准）

数据来源：药品监督管理统计年度数据

2. 化妆品类商品销售情况

2023年，全国限额以上化妆品类商品零售总额较2022年有所增长，2023年零售总额4142亿元，同比增长5.1%（见图1-34）。

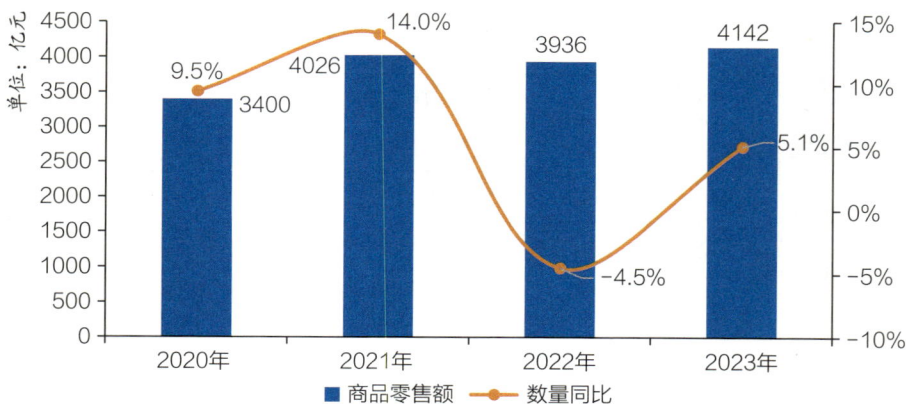

图1-34 2020—2023年全国化妆品类商品零售额变化情况

数据来源：国家统计局政府网站

（三）　化妆品生产企业许可情况

　　截至2023年底，化妆品生产企业数量为5722家，同比升高3.81%。近4年来，化妆品生产企业数量连续平稳增加，但在2021年部分企业许可证到期需换证，受换证工作周期影响，企业数量呈小幅回落；2022—2023年企业数量有所增加。广东省化妆品生产企业许可证数量为3178家，断层领先（见图1-35、图1-36）。

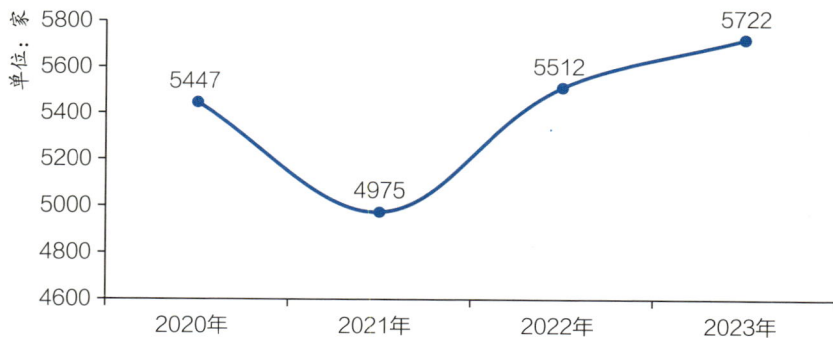

图1-35 2020—2023年化妆品生产企业许可情况

数据来源：药品监督管理统计年度数据

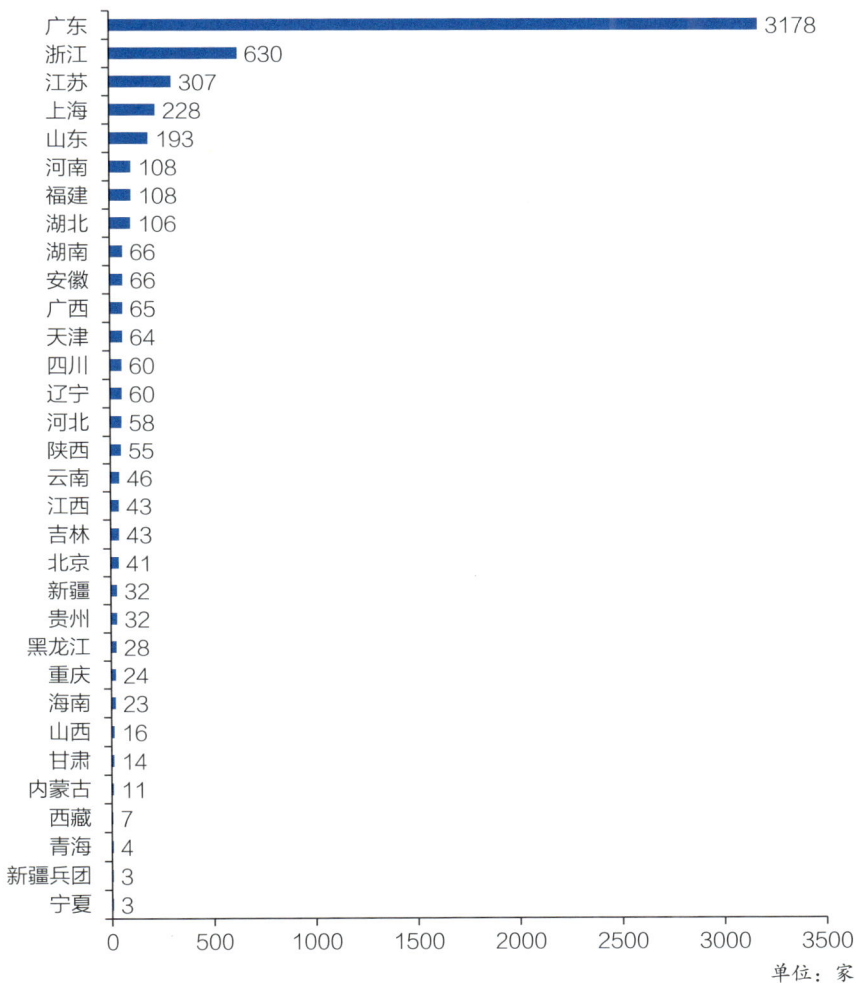

图1-36 2023年各省（区、市）化妆品生产企业许可证情况

数据来源：药品监督管理统计年度数据

（四） 化妆品生产企业日常监管情况

2023年，全国共检查化妆品生产企业1.06万家次，同比升高24.62%；出动检查人员2.38万人次，同比升高11.23%（见图1-37、图1-38、表1-14）。

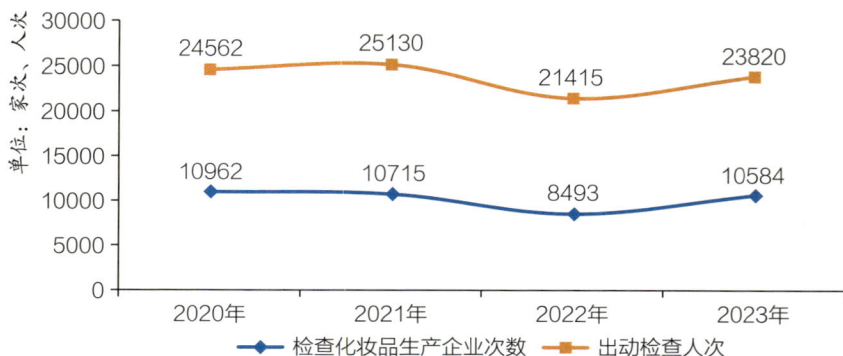

图1-37　2020—2023年化妆品生产企业日常监管情况

数据来源：药品监督管理统计年度数据

表1-14　2020—2023年化妆品监督检查对比

年度	责令暂停生产企业家次	飞检化妆品生产企业次数	完成整改的企业	出动检查人次	检查化妆品生产企业次数
2020	75	1548	1604	24562	10962
2021	82	1354	2253	25160	10713
2022	45	1643	2255	21415	8493
2023	85	1540	3218	23820	10584

数据来源：药品监督管理统计年度数据

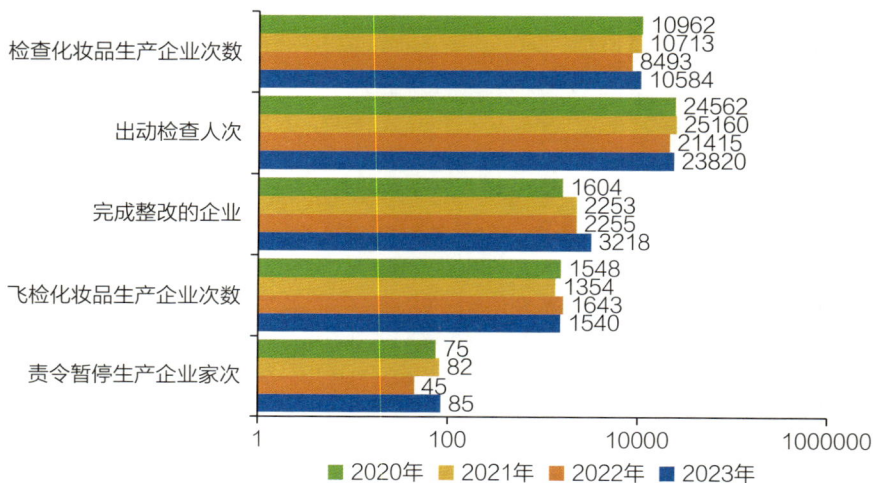

图1-38　2020—2023年化妆品监督检查对比图

数据来源：药品监督管理统计年度数据

四、监管资源管理

（一）科研情况

2023年，国家级及省级药品监管系统科技经费总计5.27亿元，同比减少11.32%；其中科技项目经费2.51亿元，同比增加12.65%；软课题经费2876.41万元，占科技项目经费的11.46%，同比减少20.10%。这是四年来，科技项目经费首次回升（见图1-39）。

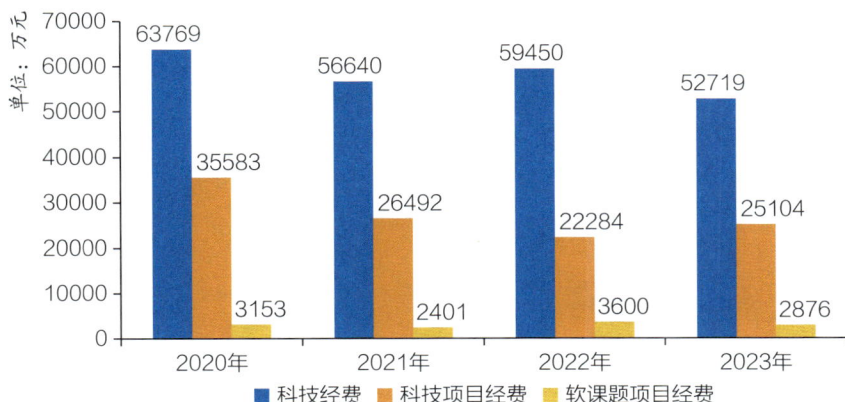

图1-39 2020—2023年国家级及省级药品监管系统科技经费情况

数据来源：药品监督管理统计年度数据

2023年，国家级及省级药品监管系统科技项目共计2445项，同比增加16.87%；其中，软课题项目544项，同比降低9.03%（见图1-40、图1-41）。

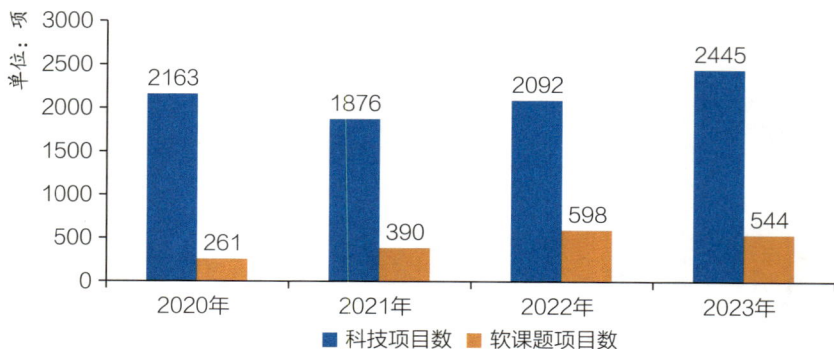

图1-40　2020—2023年国家级及省级药品监管系统科技项目情况

数据来源：药品监督管理统计年度数据

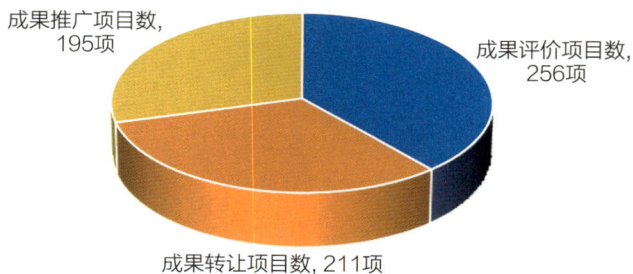

图1-41　2023年中国药品监管系统科研成果情况

数据来源：药品监督管理统计年度数据

（二）执业药师情况

截至2023年底，全国累计在有效期内的执业药师人数为78.93万人，注册人数同比增长11.24%。近4年，执业药师注册人数持续增加，年平均增长率为9.93%（见图1-42）。

2023年，注册人员执业领域分布为：药品生产企业5441人，占比0.69%；药品批发企业46015人，占比5.83%；药品零售企业714067人，占比90.47%；医疗机构23586人，占比2.99%（见图1-43）。

近4年，注册执业药师执业领域主要分布在药品零售企业，且占比趋于稳定，在91%上下浮动1个百分点；医疗机构的占比逐年升高，由2.48%升高至2.99%。药品生产企业和药品批发企业的占比较为稳定，分别为0.69%、5.83%（见表1-15）。

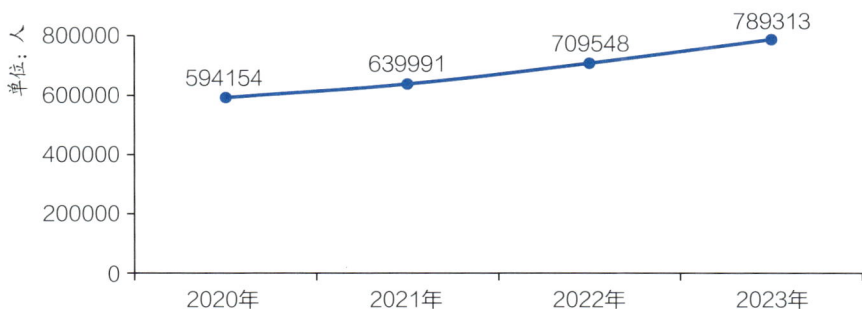

图1-42 2020—2023年执业药师注册数量（累计在有效期内）

数据来源：药品监督管理统计年度数据

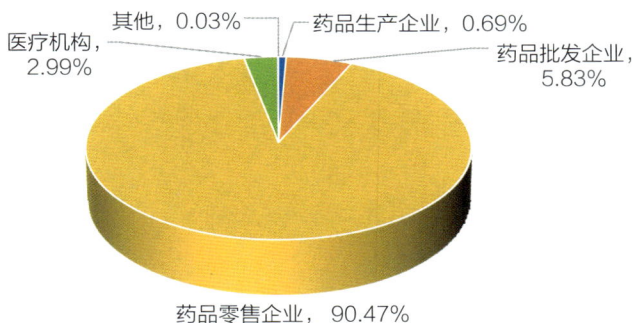

图1-43 2023年执业药师职业领域分布情况

数据来源：药品监督管理统计年度数据

表1-15 2020—2023年中国执业药师职业领域情况

单位：名

年度	药品生产企业	药品批发企业	药品零售企业		医疗机构
			数量	比例	
2020年	3929	34329	541264	91.10%	14514
2021年	3983	35223	584354	91.31%	16306
2022年	4883	40399	645021	90.91%	19110
2023年	5441	46015	714067	90.47%	23586

数据来源：药品监督管理统计年度数据

2023年全国执业药师注册人数前5位的省份依次为广东、山东、四川、河南、江苏（见图1-44）。

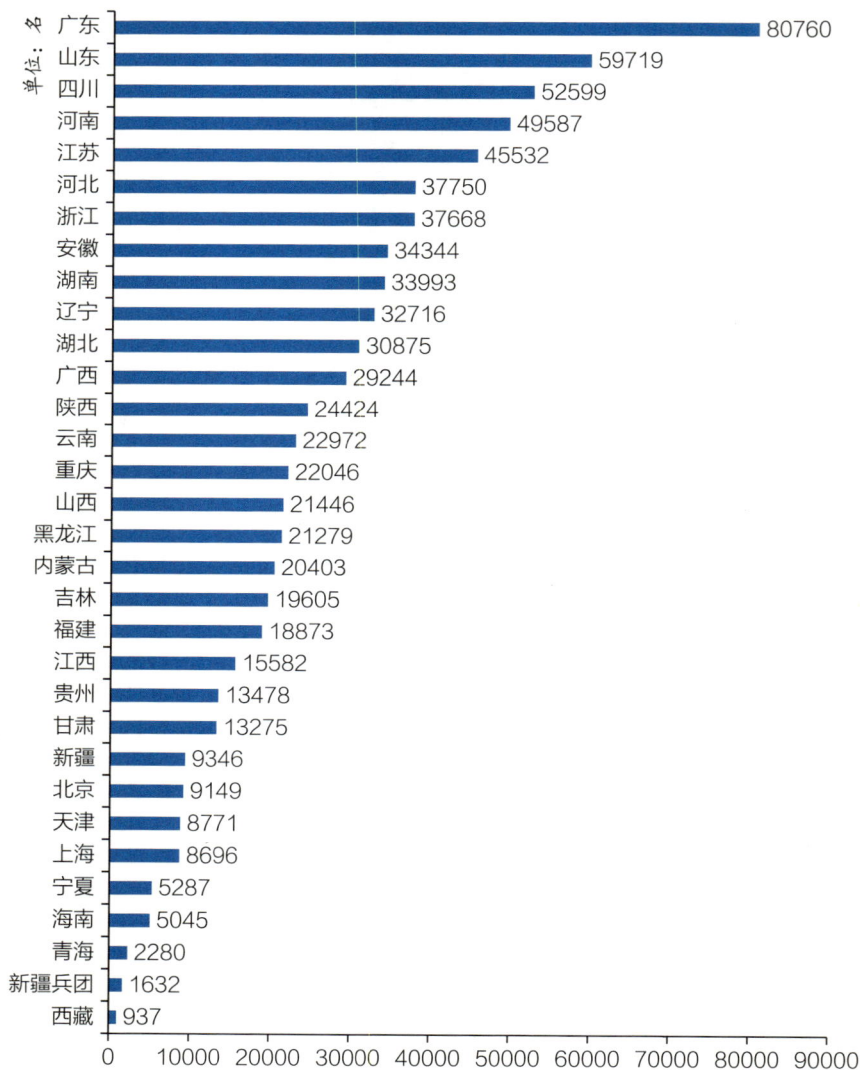

图1-44　2023年各省（区、市）注册执业药师数量情况

数据来源：药品监督管理统计年度数据

五、"两品一械"监管趋势分析

（一） "两品一械"监管政策体系评估

1. 监管资源情况

2023年地方药品监管部门针对"两品一械"生产企业监管和检查要求，合理调动省药监部门和市县市场监管部门的监管力量，实现药品监管工作的"条""块"结合监管体制机制（见图1-45）。

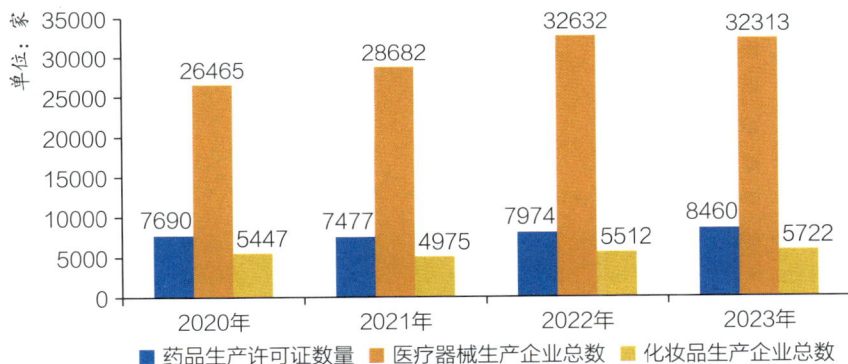

图1-45　2020—2023年"两品一械"生产企业情况

数据来源：药品监督管理统计年度数据

2023年广东、江苏、山东、浙江、河北等省份的"两品一械"生产企业数量大，需要配备与医药产业发展相适应的监管资源；2023年广东、山东、四川、河南和江苏的药品经营企业和医疗器械经营企业（二类和三类医疗器械）数量大，省级药品监管部门需要做好药品监管和市场监管在"块"状结构的协调作用（见图1-46、图1-47）。

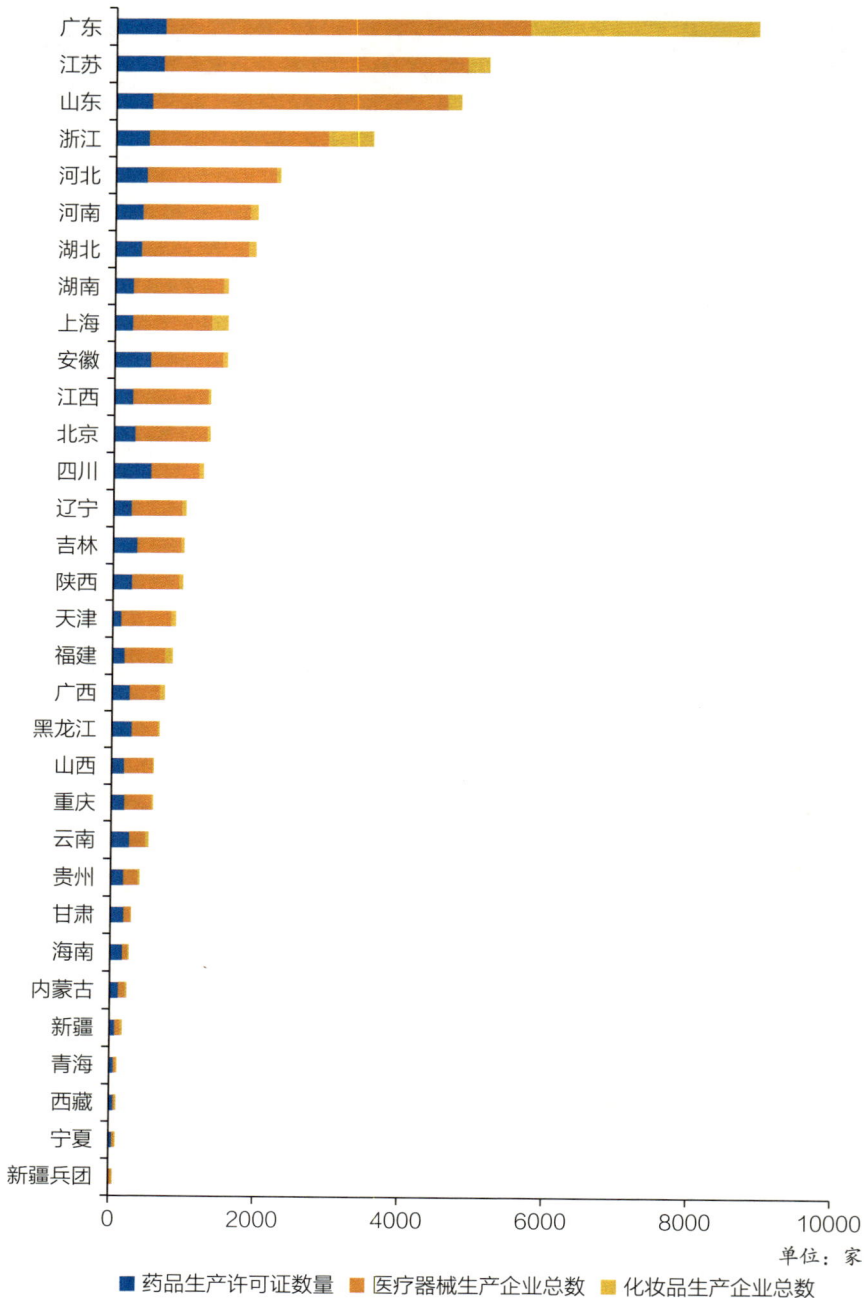

图1-46 2023年各省（区、市）"两品一械"生产企业数量情况

数据来源：药品监督管理统计年度数据

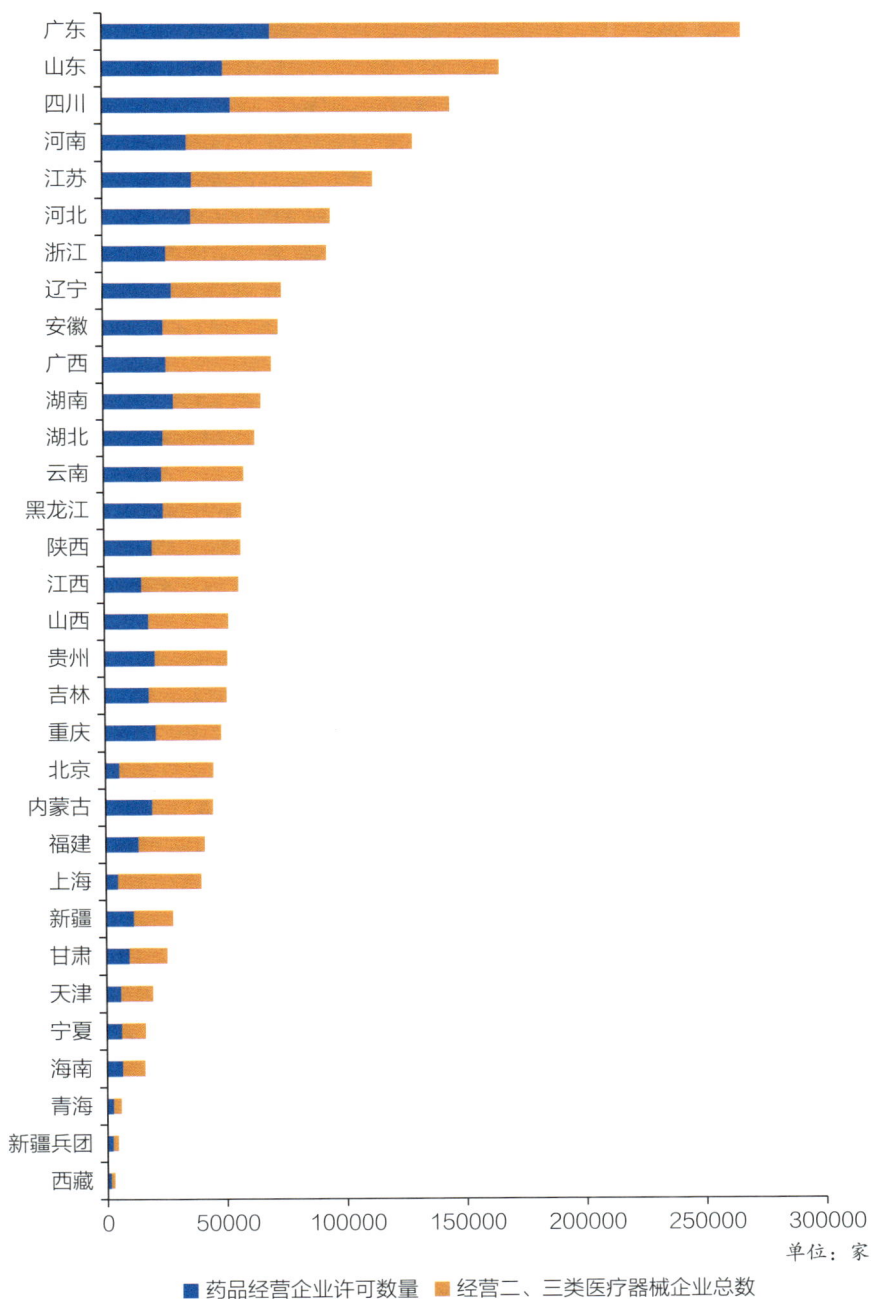

图1-47 2023年各省(区、市)药品经营和二、三类医疗器械经营企业数量情况

数据来源:药品监督管理统计年度数据

2. 监测能力建设情况

从《药品监督管理统计年度数据》及相关数据，特别是从药品不良反应监测报告收集情况和"两品一械"案件查处情况，某种程度上反映出地方药品监管部门能力建设情况。2023年省（区、市）药品监管部门加强药品不良反应监测收集工作，强化MAH、注册人/备案人药物警戒的全生命周期管理工作。

3. 监管工作状况评析

"十三五"和"十四五"时期，各地区药品监管部门基于检查员专业化建设、科研成果应用和执业药师能力发挥等多要素，以及结合药品监管体制机制上的"条""块"结合协调机制，在药品不良反应监测报告收集、检验检测、质量体系检查和案件查处等方面加强监管工作。

（二） "两品一械"监管发展趋势研判

1. 药品案件数量同比略减，货值金额大幅增加

2023年，全国共查处药品违法案件8.96万件，同比减少2.30%；案件货值金额共计481467.66万元，同比增加138.62%。捣毁制假售假窝点389个，责令停产停业114家（其中生产企业12家，经营企业102家），吊销许可证70件（全部为经营许可证），移送司法机关4552件。

从货值划分来看，货值10万元以下的案件有8.89万件，占药品案件总数的99.23%；货值10万元至20万元的案件有181件，占比0.20%；货值20万元至50万元的案件有174件，占比0.19%；货值50万元至1000万元的案件有285件，占比0.32%；货值1000万元至1亿元的案件有33件，占比0.04%；货值1亿元以上的案件有16件。

从违法主体来看，药品生产企业案件有993件，占药品案件总数的1.11%；经营企业案件有6.49万件，占比72.47%；医疗机构案件有2.03万件，占比22.70%；其他主体案件有3328件，占比3.72%。

生产销售假劣药品方面，共查处生产销售和使用假劣药品案件1.49万件（其中通过互联网销售假劣药案件111件），货值金额209474.14万元，移送司法机关2095件。

2. 医疗器械案件数量和货值金额均同比增加

2023年，全国共查处医疗器械案件3.69万件，同比增加9.92%；案件货值金额共计99488.75万元，同比增加64.11%。取缔无证经营1826家，捣毁制假售假窝点57个，责令停产停业23家（其中生产企业10家，经营企业13家），吊销许可证件6件（其中生产许可证3件，经营许可证3件），移送司法机关216件。

从货值划分来看，货值5万元以下的案件有3.61万件，占医疗器械案件总数的97.87%；货值5万元至20万元的案件有395件，占比1.07%；货值20万元至50万元的案件有152件，占比0.41%；货值50万元至1000万元的案件有231件，占比0.63%；货值1000万元至1亿元的案件有9件，占比0.02%；货值1亿元以上的案件有1件。

从违法主体来看，医疗器械生产企业案件有1445件，占医疗器械案件总数的3.91%；医疗器械经营企业案件有1.55万件，占比41.84%；医疗机构案件有1.90万件，占比51.55%；其他主体案件有995件，占比2.69%。

从案件的违法类型来看，涉及医疗器械质量的案件有9017件，占医疗器械案件总数的24.42%；违反证照管理的案件有2594件，占比7.02%；违反流通秩序的案件有2684件，占比7.27%；其他违法类型的案件有2.26万件，占比61.29%。

3. 化妆品案件数量和货值金额均同比增加

2023年，全国共查处化妆品案件3.44万件，同比增加21.68%；案件货值金额总计133833.68万元，同比增加28.67%；其中涉及互联网案件1137件，货值金额25953.37万元。捣毁制假售假窝点79个，责令停产停业16家（其中包括生产企业8家），移送司法机关180件。

从货值划分来看，货值2万元以下的案件有3.40万件，占化妆品案件总数的98.88%；货值2万元至20万元的案件有286件，占比0.83%；货值20万元至50万元的案件有30件，占比0.09%；货值50万元至1000万元的案件有56件，占比0.16%；货值1000万元至1亿元的案件有10件，占比0.03%；货值1亿元以上的案件有5件。

从违法主体来看，生产企业案件有898件，占化妆品案件总数的2.61%；经营企业案件有3.21万件，占比93.24%；其他主体案件有1430件，占比4.15%。

第二部分

"两品一械"产业大数据

一、药品行业

（一） 组织结构分析

1. 组织结构概况

据《中国基本单位统计年鉴》数据显示，截至2022年医药制造业企业法人数为40847个，1996—2021年，即"九五""十四五"期间，新成立注册的医药企业数实现加快发展，受2020年疫情影响，期间医药制造业新成立注册数量明显增加为6545家；医药流通业的医药器械批发和零售方面，"十一五""十二五"和"十三五"期间得到快速发展，截至2022年，医药器械批发和医药器械零售企业单位数分别为202144和357288个，2020年疫情期间医药及医疗器械批发和零售企业新注册数量明显增加，分别为22699和46093家（见表2-1、图2-1、图2-2）。

表2-1 1996—2022年医药行业相关领域以成立时间分组的企业法人单位数

年度	医药制造业	中药材种植	医药及医疗器材批发	医药及医疗器材零售
1996年	274	4	298	203
1997年	305	4	365	215
1998年	454	12	600	455
1999年	447	12	685	512
2000年	601	31	855	687
2001年	748	37	1090	797
2002年	827	46	1356	1716
2003年	954	70	1911	2263
2004年	915	70	2004	2546
2005年	818	82	2233	2741
2006年	769	104	2339	2533

续表

年度	医药制造业	中药材种植	医药及医疗器材批发	医药及医疗器材零售
2007年	631	96	1971	2342
2008年	584	137	2164	2935
2009年	860	201	3280	4786
2010年	948	325	3951	6127
2011年	983	626	4749	7210
2012年	1038	1270	5207	8267
2013年	1215	1550	6473	8854
2014年	1483	2903	9549	14826
2015年	1917	3789	11804	27284
2016年	2261	4213	15078	33423
2017年	2617	4437	16229	33419
2018年	2695	3447	19573	34844
2019年	2513	3367	16421	31214
2020年	6545	3916	22699	46093
2021年	2396	3710	19697	32315
2022年	2596	6250	21068	35327
企业单位数	40847	40119	202144	357288

数据来源：国家统计局，《中国基本单位统计年鉴》

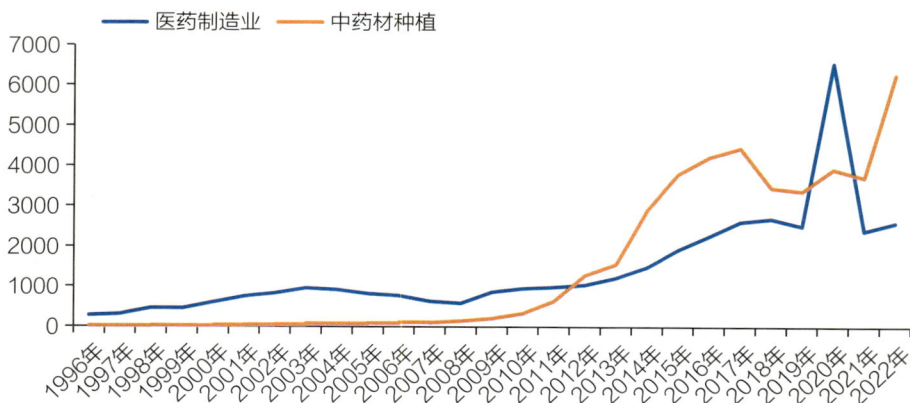

图2-1　1996—2022年中国医药行业注册成立的企业法人单位数（个）

数据来源：国家统计局，《中国基本单位统计年鉴》

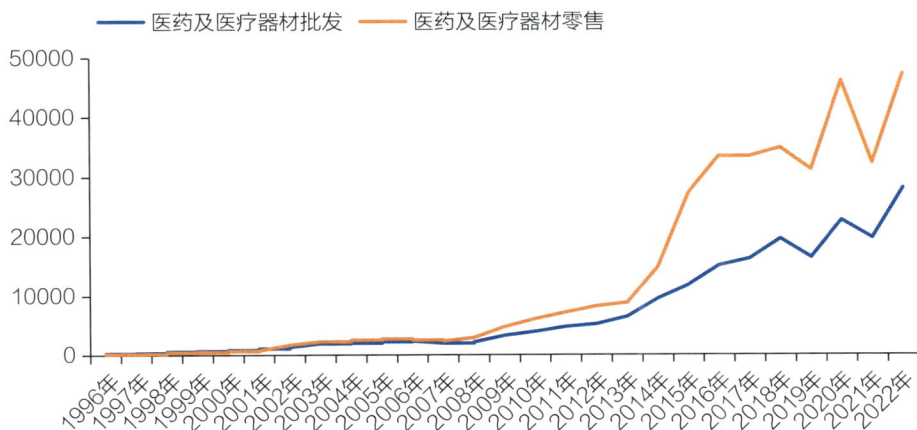

图2-2 1996—2022年中国医药流通业注册成立的企业法人单位数（个）

数据来源：国家统计局，《中国基本单位统计年鉴》

据《药品监督管理统计年度数据（2023）》数据显示，截至2023年底药品生产企业数量为8460家，包括原料药、制剂、中成药、中药饮片、医用气体和特殊药品等，形成一定比例的企业组织结构（见表2-2、图2-3）。

表2-2 截至2023年底药品生产企业许可证情况（件，家）

药品生产企业	许可证数量
原料药和制剂	5652
生产制剂企业	4979
生产原料药企业	1661
生产化学药企业	4494
生产中药企业（含饮片）	4752
生产中成药企业	2418
生产中药饮片企业	2234
按药品管理的体外诊断试剂	26
医用气体	712
特殊药品	242

数据来源：《药品监督管理统计年度数据（2023）》

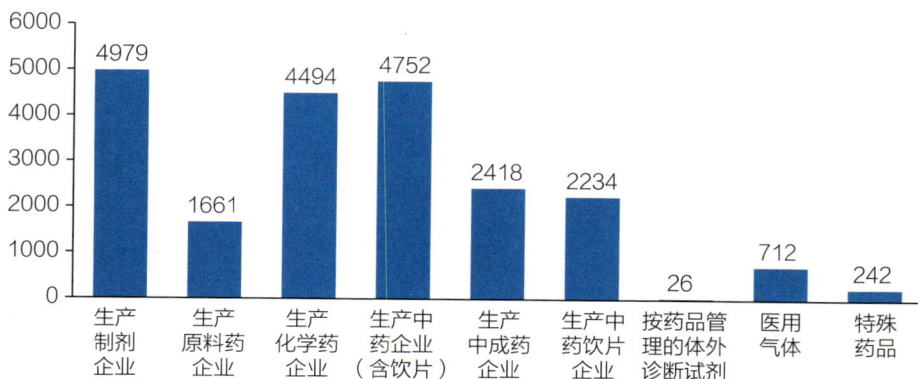

图2-3 截至2023年底药品生产企业许可证情况（件，家）

数据来源：《药品监督管理统计年度数据（2023）》

2. 生产企业

据《中国科技统计年鉴》数据显示，2011—2022年期间医药制造业，以及化学药品制造、中成药生产和生物药品制品制造子行业的企业数量保持平稳增长，年均复合增长率分别为4.09%、1.91%、1.27%和3.55%（见表2-3、图2-4）。

表2-3 2011—2022年中国医药制造子行业企业数

年度	医药制造业（个）	化学药品制造（个）	中成药生产（个）	生物药品制品制造（个）
2011	5926	2172	1398	731
2012	6387	2274	1493	821
2013	6839	2366	1555	889
2014	7108	2371	1592	934
2015	7392	2416	1622	975
2016	7541	2421	1640	959
2017	7532	2373	1624	942
2018	7423	2334	1587	862
2019	7392	2392	1542	847
2020	8170	2473	1540	909
2021	8629	2564	1590	971
2022	9212	2675	1607	1073

数据来源：国家统计局，《中国科技统计年鉴》

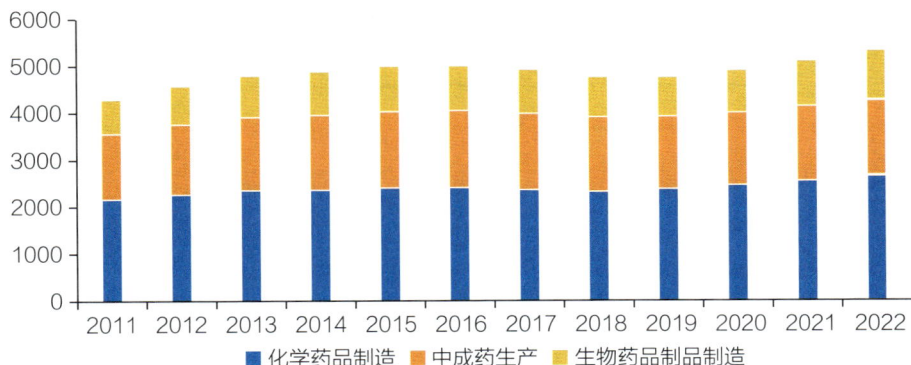

图2-4　2011—2022年中国医药制造子行业企业数（个）

数据来源：国家统计局，《中国科技统计年鉴》

3. 商业流通

（1）流通概况

药品和医疗器械产业流通，主要包括医药及医疗器材批发和专门零售两个环节。据《中国贸易外经统计年鉴》数据显示，2011—2022年我国医药及医疗器材批发企业数有所下降，而2022年同比减少1079个，大幅度下降；反观医药及医疗器材专门零售门店数增长平稳，医药产品终端服务能力有所提升；同时，"十二五"和"十三五"期间，医药及医疗器材专门零售企业人员和场所面积均增加平稳，医药及医疗器械连锁企业的总店数、门店数、营业面积三项连锁集中度指标均增长平稳；因此，"十二五"和"十三五"期间，我国药品和医疗器械企业配送和终端服务能力提升显著（见表2-4、表2-5、表2-6、图2-5、图2-6、图2-7）。

表2-4　2011—2022年中国医药及医疗器材批发及专门零售企业门店数情况

年度	医药及医疗器材批发（个）	医药及医疗器材专门零售（个）
2011	3664	32486
2012	2724	35835
2013	2384	39319
2014	2671	41570
2015	2721	45063
2016	2664	51266

续表

年度	医药及医疗器材批发（个）	医药及医疗器材专门零售（个）
2017	2485	63153
2018	2179	73632
2019	2483	82642
2020	2596	99247
2021	2820	118067
2022	1741	128909

数据来源：国家统计局，《中国贸易外经统计年鉴》

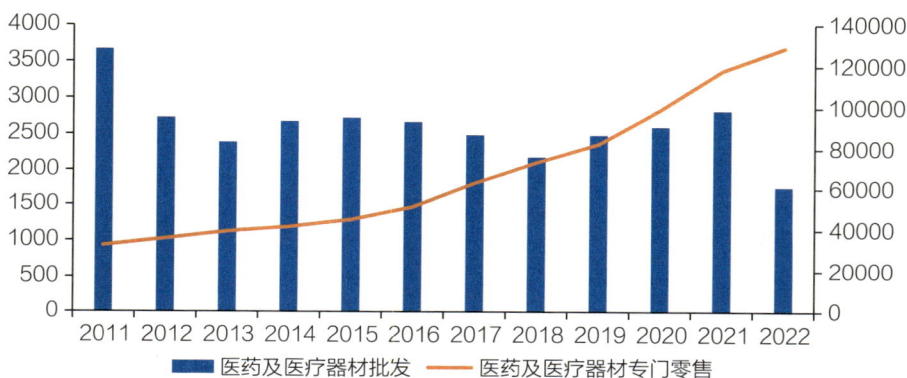

图2-5 2011—2022年中国医药及医疗器材批发及专门零售企业门店数情况（个）

数据来源：国家统计局，《中国贸易外经统计年鉴》

表2-5 2011—2022年中国医药及医疗器材专门零售企业人员和营业面积情况

年度	从业人员（万人）	营业面积（万平方米）
2011	18.7	397.7
2012	25.5	436.6
2013	22.8	490.6
2014	23.4	527.1
2015	24.6	566.3
2016	27.3	680.1
2017	30.9	937.5
2018	35.0	904.0
2019	37.9	946.0

续表

年度	从业人员（万人）	营业面积（万平方米）
2020	43.1	1127.2
2021	47.9	1343.3
2022	50.5	1434.2

数据来源：国家统计局，《中国贸易外经统计年鉴》

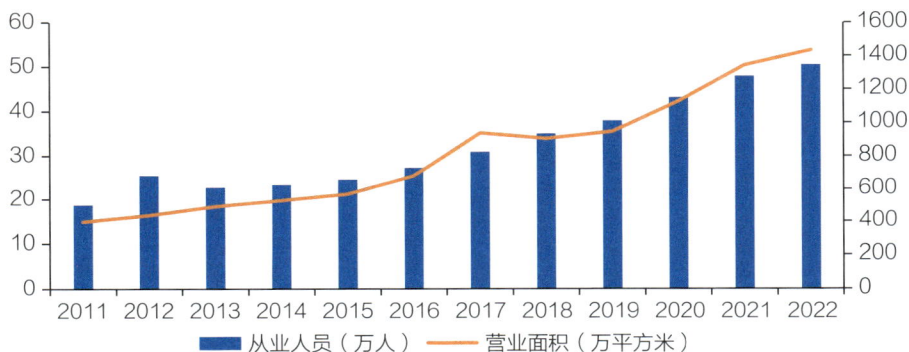

图2-6　2011—2022年中国医药及医疗器材专门零售企业人员和营业面积情况

数据来源：国家统计局，《中国贸易外经统计年鉴》

表2-6　2011—2022年中国医药及医疗器械连锁企业专门零售情况

年度	总店数（个）	门店总数（个）	营业面积（万平方米）
2011	585	32486	397.7
2012	632	35835	436.6
2013	653	39319	490.6
2014	666	41570	527.1
2015	690	45063	566.3
2016	724	51266	680.1
2017	845	63153	937.5
2018	909	73632	904.0
2019	970	82642	946.0
2020	1130	99247	1127.2
2021	1207	118067	1343.3
2022	1250	128909	1434.2

数据来源：国家统计局，《中国统计年鉴》

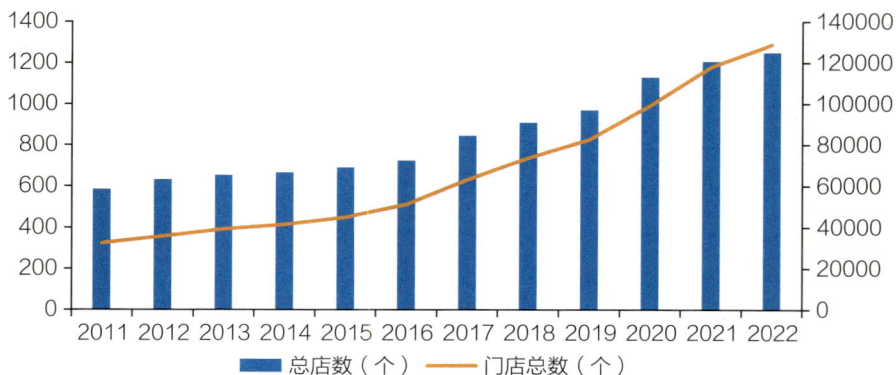

图2-7　2011—2022年中国医药及医疗器械连锁企业专门零售情况

数据来源：国家统计局，《中国统计年鉴》

（2）流通品类结构

据《2023年药品流通行业运行统计分析报告》数据计算：2023年按销售品类分类中，西药类（化学药/生物药品）占医药商品销售总额的79.33%，其次中成药类占17.90%，中药材类占2.77%；B2C业务（网络药品零售销售）主要集中在西药类（见表2-7、图2-8、图2-9）。

表2-7　2023年中国医药行业销售品类药品产品结构情况

序号	品类	销售品类比例	B2C销售比例
1	西药类（化学药/生物药品）	79.33%	72.14%
2	中成药类	17.90%	26.25%
3	中药材类	2.77%	1.61%

数据来源：基于《2023年药品流通行业运行统计分析报告》计算

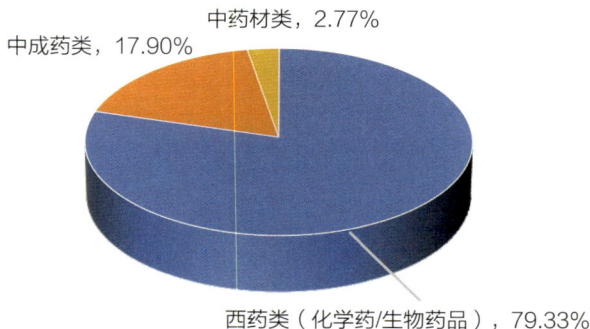

图2-8　2023年中国医药行业销售品类药品产品结构情况

数据来源：基于《2023年药品流通行业运行统计分析报告》计算

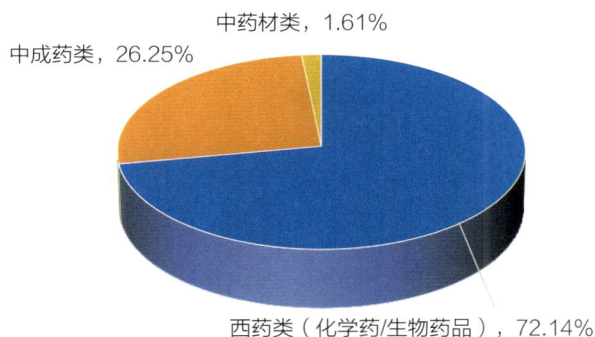

图2-9　2023年中国药品流通直报系统B2C销售药品产品结构情况

数据来源：基于《2023年药品流通行业运行统计分析报告》计算

（3）医保定点药房经营情况

据《中国卫生健康统计年鉴》数据显示，2021年门诊西药收入1978亿元，中药收入548亿元，住院西药收入3145亿元，住院中药221亿元；门诊西药与中药收入比为3.6∶1，住院西药与中药收入比为14∶1；2011至2021年中药在门诊药品收入比例逐步提升，住院药品收入中的中药收入比例也逐步提升（见表2-8、图2-10）。

表2-8　2011—2021年中国综合医院西药收入与中药收入情况

年度	门诊药品收入		住院药品收入	
	西药收入（万元）	中药收入（万元）	西药收入（万元）	中药收入（万元）
2011	9688814	2356471	19281033	796799.2
2012	11134108	2954625	22834254	1152191
2013	12342393	3445216	25202504	1497452
2014	13937286	3910071	27971364	1819432
2015	14846271	4134885	29100552	1945430
2016	15829649	4356209	30605311	2121955
2017	16316741	4415209	30571454	2175957
2018	17215706	4420707	29932927	2112678
2019	19834184	4951664	32949864	2255597
2020	17944905	4607470	29219066	1977718
2021	19778970	5479611	31445790	2207979

数据来源：《中国卫生健康统计年鉴》

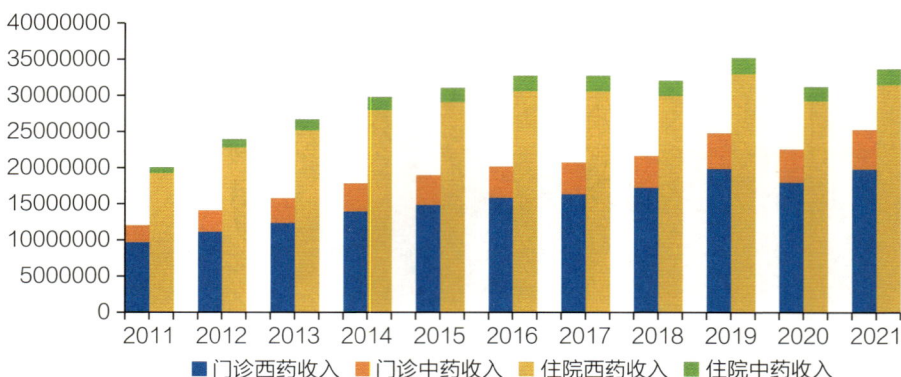

图2-10 2011—2021年中国综合医院西药收入与中药收入情况（万元）

数据来源：《中国卫生健康统计年鉴》

（4）供应链企业

2011—2022年中国中药产业、化学药品制造业供应链企业数情况见表2-9、表2-10。

表2-9 2011—2022年中国中药产业供应链企业数情况（个）

年度	中药材种植	中药材仓储	药用辅料及包装材料	中成药生产	医药及医疗器材批发	医药及医疗器材专门零售
2011	626	3	18	62	4749	7210
2012	1270	—	26	95	5207	8267
2013	1550	4	31	54	6473	8854
2014	2903	12	31	70	9549	14826
2015	3789	19	38	109	11804	27284
2016	4213	16	35	76	15078	33423
2017	4437	24	43	96	16229	33419
2018	3447	13	54	107	19573	34844
2019	3367	14	69	129	16421	31214
2020	3916	11	148	168	22699	46093
2021	3710	10	74	210	19697	32315
2022	6250	19	67	457	21068	35327
企业数合计	39478	145	634	1633	168547	313076

数据来源：国家统计局，《中国基本单位统计年鉴》

表2-10 2011—2022年中国化学药品制造业供应链企业数情况（个）

年度	化学药品原料药制造	药用辅料及包装材料	化学药品制剂制造	生物药品制品制造	医药及医疗器材批发	医药及医疗器材专门零售
2011	131	18	131	157	4749	7210
2012	121	26	121	156	5207	8267
2013	131	31	131	239	6473	8854
2014	157	31	157	254	9549	14826
2015	151	38	151	344	11804	27284
2016	167	35	167	438	15078	33423
2017	221	43	221	506	16229	33419
2018	250	54	250	551	19573	34844
2019	273	69	273	464	16421	31214
2020	277	148	277	440	22699	46093
2021	179	74	179	352	19697	32315
2022	200	67	149	279	21068	35327
企业数合计	2258	634	2207	4180	168547	313076
供应链比例	1.21	0.30	1	—	56.66	100.92

数据来源：国家统计局，《中国基本单位统计年鉴》

（二） 生产经营分析

1. 生产经营情况

据《中国科技统计年鉴》数据显示，"十二五"期间我国医药制造业持续增长，基于《国务院关于改革药品医疗器械审评审批制度的意见》（国发〔2015〕44号）和2017年中共中央办公厅 国务院办公厅印发的《关于深化审评审批制度改革鼓励药品医疗器械创新的意见》等政策背景，"十三五"期间医药制造业企业数量稳步提升，"十三五"期末数量为8170个，2022年为9212个，营业收入和利润总额同比略有下降（见表2-11、图2-11）。

表2-11　2011—2022年中国医药制造业生产经营（营业收入和利润）情况

年度	企业数（个）	营业收入（亿元）	利润总额（亿元）
2011	5926	14484.4	1606.0
2012	6387	17337.7	1865.9
2013	6839	20484.2	2132.7
2014	7108	23350.3	2382.5
2015	7392	25730.0	2717.0
2016	7541	28206.0	3115.0
2017	7532	27117.0	3325.0
2018	7423	23918.0	3187.0
2019	7392	23884.0	3184.0
2020	8170	25054.0	3693.0
2021	8629	29583.0	6431.0
2022	9212	28744.6	4458.3

数据来源：国家统计局，《中国科技统计年鉴》

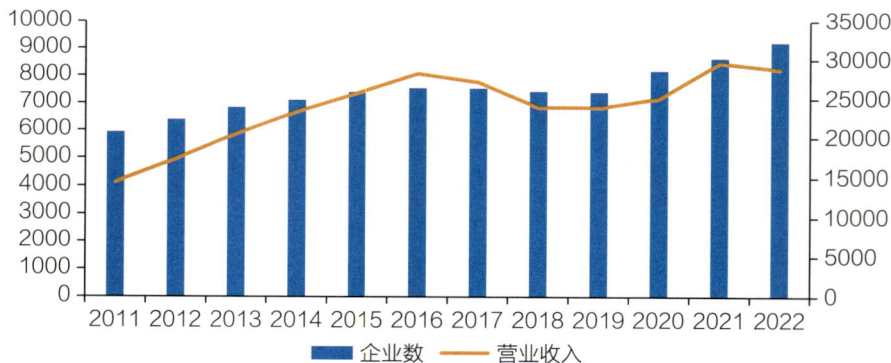

图2-11　2011—2022年中国医药制造业生产经营（营业收入）情况（个/亿元）

数据来源：国家统计局，《中国科技统计年鉴》

据《中国工业统计年鉴》数据显示，2022年我国医药工业固定资产净额为7910.71亿元、营业利润4176.63亿元，亏损企业亏损额472.9亿元；销售费用、管理费用、财务费用分别为4435.70亿元、3124.91亿元和14.41亿元；2011至2021年医药工业固定资产和营业利润持续增长，但2022年医药工业固定资产同比上升，而营业利润同比下降幅度较大，平均用工人数保持在210万人，亏损企业亏损额增加；2022销售费用下降和管理费用上升，年均复合增长率分别为9.35%和11.66%（见表2-12、图2-12、图2-13）。

表2-12 2011—2022年中国医药工业固定资产、经营费用等生产经营情况

年度	固定资产净额（亿元）	营业利润（亿元）	平均用工人数（万人）	销售费用（亿元）	管理费用（亿元）	财务费用（亿元）	亏损企业亏损额（亿元）
2011	3770.22	1631.91	178.60	1658.83	928.86	135.01	34.86
2012	4451.44	1841.51	193.58	1977.39	1103.48	166.83	54.19
2013	5370.51	2091.58	208.55	2357.13	1278.19	194.93	60.50
2014	6280.29	2328.02	222.39	2719.26	1410.40	231.29	78.17
2015	7203.50	2653.09	230.48	2959.88	1594.53	244.47	90.13
2016	7853.02	3021.61	235.92	3323.95	1775.31	238.51	81.03
2017	6994.39	3075.20	222.04	4045.65	1905.66	225.89	117.74
2018	6135.76	3128.79	208.15	4767.34	2036.01	213.26	154.45
2019	6299.33	3117.56	199.63	4907.01	2309.58	222.71	225.84
2020	6688.34	3631.11	213.82	4654.63	2598.16	259.56	274.29
2021	7360.44	6428.41	211.70	4775.99	3051.24	193.19	333.36
2022	7910.71	4176.43	209.38	4435.70	3124.91	14.41	472.90

数据来源：国家统计局，《中国工业统计年鉴》；

备注：固定资产采用的指标是固定资产净额

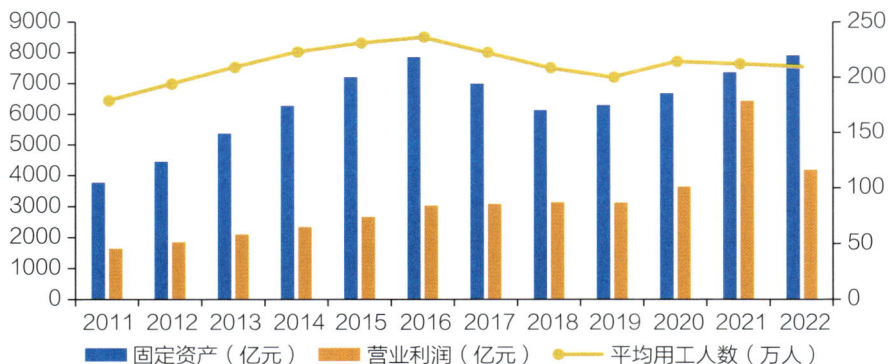

图2-12 2011—2022年中国医药工业固定资产、利润和从业人数情况（亿元/万人）

数据来源：国家统计局，《中国工业统计年鉴》；

备注：固定资产采用的指标是固定资产净额

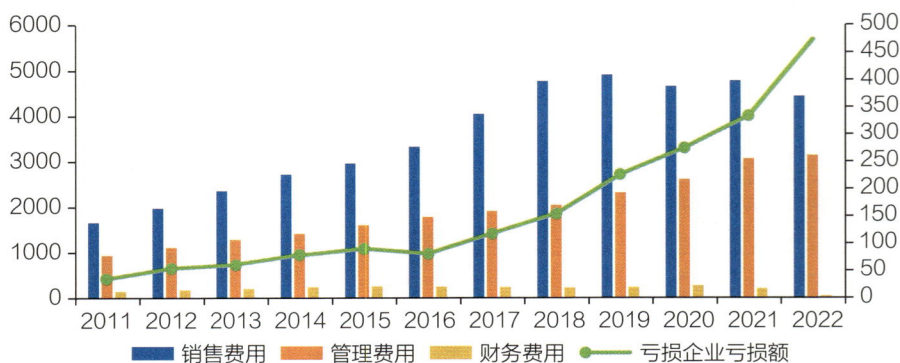

图2-13 2011—2022年中国医药工业销售、管理和财务费用及亏损额情况（亿元）

数据来源：国家统计局，《中国工业统计年鉴》

据《中国工业统计年鉴》数据显示，2022年医药工业所有者权益指标中，国家资本495.1亿元，集体资本117.91亿元，个人资本1867.14亿元，港澳台资本643.41亿元，外商资本528.64亿元；2011—2022年期间，国家资本、集体资本、个人资本、港澳台资本和外商资本年均复合增长率分别为6.80%、3.82%、9.51%、12.84%、1.66%，特别是2016年和2017年医药工业所有者权益的个人资本产生较大波动（见表2-13、图2-14）。

表2-13 2011—2022年中国医药工业所有者权益情况

年度	国家资本（亿元）	集体资本（亿元）	个人资本（亿元）	港澳台资本（亿元）	外商资本（亿元）
2011	240.07	78.05	687.13	170.40	441.05
2012	215.57	92.15	860.74	203.32	454.23
2013	283.42	108.80	1078.21	226.16	496.46
2014	238.52	81.90	2230.30	218.63	539.11
2015	327.65	90.66	1448.97	299.34	542.06
2016	355.74	101.11	7601.66	362.52	534.77
2017	394.89	147.51	4615.19	376.33	516.87
2018	434.04	193.90	1628.71	390.14	498.97
2019	628.61	120.50	1598.90	342.40	444.61
2020	454.00	155.27	1670.54	390.13	534.84
2021	436.29	168.76	1787.53	540.81	503.18
2022	495.1	117.91	1867.14	643.41	528.64

数据来源：国家统计局，《中国工业统计年鉴》

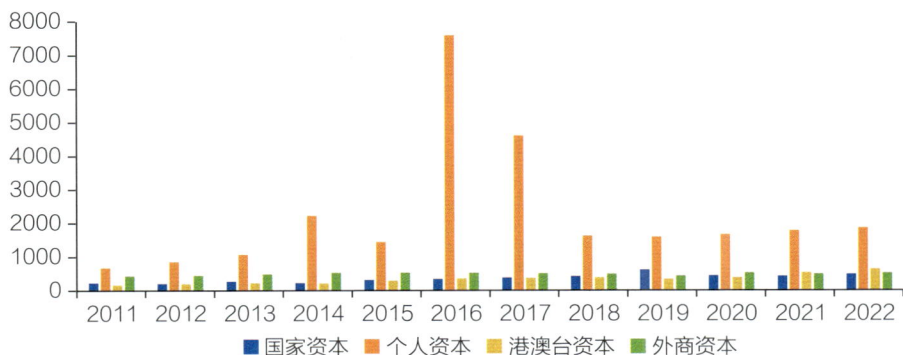

图2-14 2011—2022年中国医药工业所有者权益情况（亿元）

数据来源：国家统计局，《中国工业统计年鉴》

据《中国统计数据应用支持系统》数据显示，"十五""十一五""十二五"和"十三五"期间，化学原料药和中成药产量得到大部分增长，"十三五"期间基于《国务院关于改革药品医疗器械审评审批制度的意见》（国发〔2015〕44号）和2017年中共中央办公厅 国务院办公厅印发的《关于深化审评审批制度改革鼓励药品医疗器械创新的意见》的产业结构调整政策推动，化学原料药和中成药产量平稳增长；从五年计划总体上看，化学原料药和中成药产量发展平稳增长（见表2-14、表2-15、图2-15、图2-16）。

表2-14 2001—2022年中国化学原料药和中成药产量

单位：万吨

年度	化学药品原药（化学原料药）（万吨）	中成药（万吨）
2001	76.22	65.59
2002	73.93	94.32
2003	99.42	70.91
2004	103.05	146.24
2005	126.70	106.48
2006	176.55	110.98
2007	205.07	112.89
2008	209.70	177.78
2009	201.22	200.80
2010	226.14	215.74

续表

年度	化学药品原药（化学原料药）（万吨）	中成药（万吨）
2011	248.85	259.48
2012	292.19	313.04
2013	263.30	272.05
2014	303.40	328.77
2015	334.81	350.35
2016	340.83	374.60
2017	355.44	383.61
2018	230.37	259.01
2019	276.85	282.36
2020	291.90	244.88
2021	316.88	249.95
2022	362.60	227.70

数据来源：中国统计数据应用支持系统

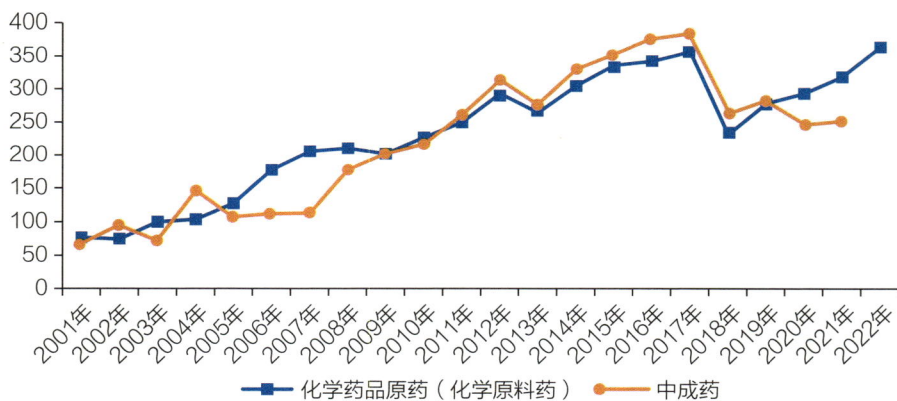

图2-15 2001—2022年中国化学原料药和中成药产量（万吨）

数据来源：中国统计数据应用支持系统

表2-15 "十五"至"十三五"期间中国化学原料药和中成药产量

五年计划	化学原料药（万吨）	中成药（万吨）
"十五"期间	479.32	483.54
"十一五"期间	1018.68	818.19
"十二五"期间	1442.55	1523.69

续表

五年计划	化学原料药（万吨）	中成药（万吨）
"十三五"期间	1495.39	1544.46
2021年	316.88	249.95
2022年	362.60	227.70

数据来源：中国统计数据应用支持系统

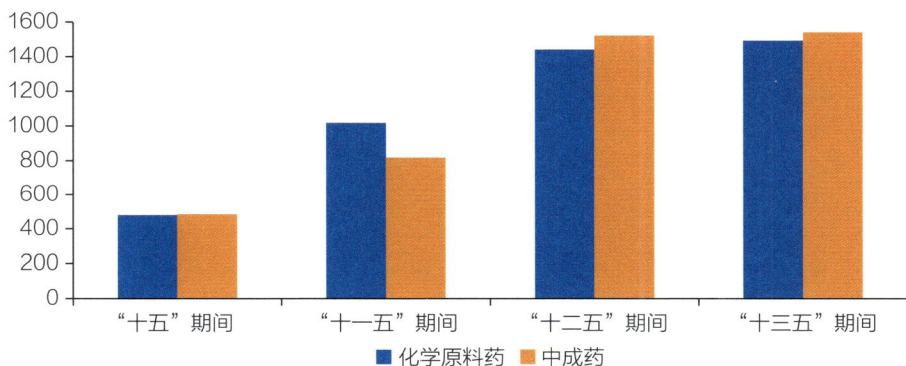

图2-16 "十五"至"十三五"期间中国化学原料药和中成药产量（万吨）

数据来源：中国统计数据应用支持系统

2. 进出口贸易

（1）出口情况

"投资""消费""出口"是实现医药经济增长的基础。据中国海关总署数据显示，医药品出口量平稳增加，出口额于2019年以来获得极速增长；同时，中式成药出口量在缓慢下降情形下，2016年以来出口额稳步提升；医药品和中式成药的出口增长趋势，显示了我国医药品出口的附加值增加明显（见表2-16、图2-17、图2-18）。

表2-16 2001—2023年中国医药品和中式成药出口情况

年度	医药品		中式成药	
	出口量（吨）	出口额（万美元）	出口量（吨）	出口额（万美元）
2001	220356	197845	12395	9551
2002	261189	232389	11739	10303
2003	303576	286086	11960	10460

续表

年度	医药品		中式成药	
	出口量（吨）	出口额（万美元）	出口量（吨）	出口额（万美元）
2004	353349	323471	12194	11344
2005	398085	377808	12269	12593
2006	450451	448671	12539	13744
2007	532047	600602	13404	15580
2008	602816	810353	13180	17435
2009	562339	863514	13367	16596
2010	686782	1070482	13910	19621
2011	758139	1183326	14693	23305
2012	764623	1193474	14483	26594
2013	817740	1232037	14235	26872
2014	874720	1337811	12990	24930
2015	875948	1350553	12369	26301
2016	945197	1360481	11435	22456
2017	1012529	1508363	12330	25004
2018	1032308	1742998	11266	26234
2019	1100894	1726684	12640	26083
2020	1314213	2302554	12524	25929
2021	1464119	4962556	11565	30458
2022	1620004	3603474	12837	37735
2023	1433606	2327361	12203	33869

数据来源：国家统计局，中国海关总署

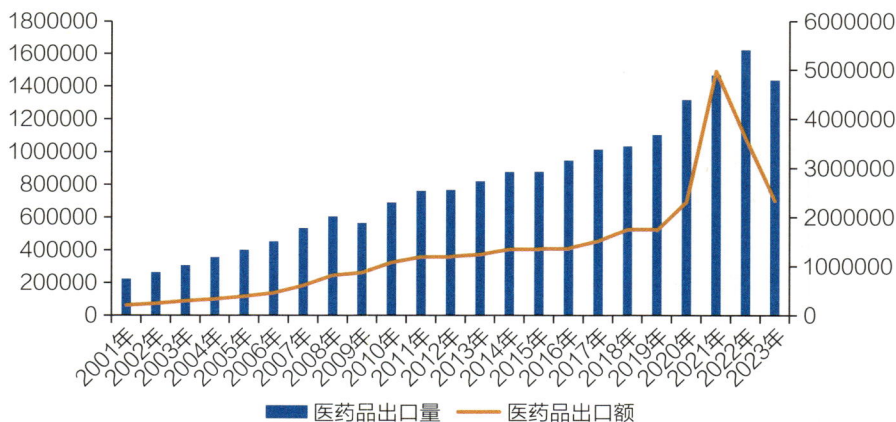

图2-17　2001—2023年中国医药品出口情况（吨/万美元）

数据来源：国家统计局，中国海关总署

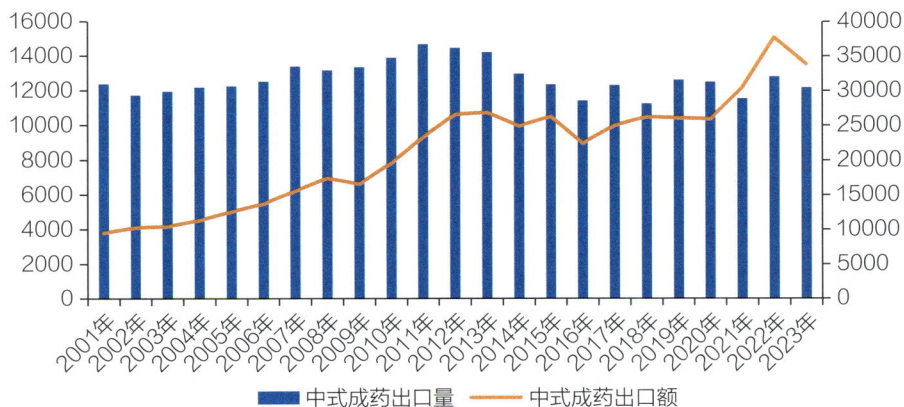

图2-18 2001—2023年中国中式成药出口情况（吨/万美元）

数据来源：国家统计局，中国海关总署

数据显示，"十二五""十三五"期间我国医药材及药品的出口额/出口数量比值处于2.0（万美元/吨）之下，2023出口额/出口数量比值为1.62（万美元/吨），比2022年减少0.60（万美元/吨），其中的中药材出口额/出口数量比值处于1.0（万美元/吨）之下，2023年出口额/出口数量比值为0.76（万美元/吨），而中式成药出口额/出口数量比值近年来维持在2.0（万美元/吨）之上，2023年出口额/出口数量比值为2.78（万美元/吨）。因此，我国医药材及药品的出口额/出口数量比值偏低，需要提高医药产业和医疗器械产业的新产品出口销售收入比例，进而提升医药产品出口贸易的创新产品和高附加值比例（见表2-17、图2-19）。

表2-17 2011—2023年中国医药材及药品的出口额/出口数量比值情况

年度	医药材及药品出口额/数量（万美元/吨）	中药材出口额/数量（万美元/吨）	中式成药出口额/数量（万美元/吨）
2011	1.56	0.38	1.59
2012	1.56	0.43	1.84
2013	1.51	0.61	1.89
2014	1.53	0.75	1.92
2015	1.54	0.71	2.13
2016	1.44	0.81	1.96

续表

年度	医药材及药品出口额/数量（万美元/吨）	中药材出口额/数量（万美元/吨）	中式成药出口额/数量（万美元/吨）
2017	1.49	0.78	2.03
2018	1.69	0.86	2.33
2019	1.57	0.89	2.06
2020	1.75	0.72	2.07
2021	3.39	0.76	2.63
2022	2.22	0.73	2.94
2023	1.62	0.76	2.78

数据来源：国家统计局，中国海关总署

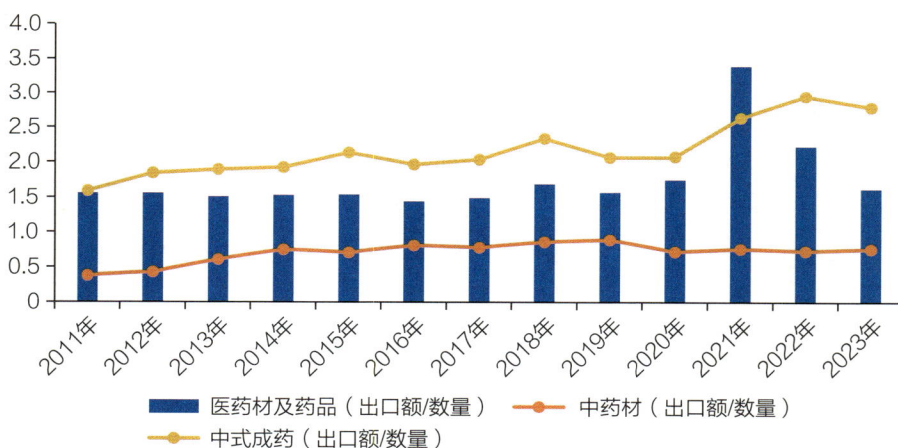

图2-19　2011—2023年中国医药材及药品出口额/出口数量的情况（万美元/吨）

数据来源：国家统计局，中国海关总署

（2）进口情况

据中国海关总署数据显示，2011—2023年我国医药材及药品进口额持续增长，2023年为517.63亿美元，医药材及药品的进口额/进口数量比值为13.49（万美元/吨），比2022年减少1.93（万美元/吨），高于医药材及药品的出口额/出口数量比值［1.62（万美元/吨）］（见表2-18、图2-20）。

表2-18 2011—2023年中国医药材及药品进口贸易的情况

年度	进口数量（万吨）	进口额（万美元）	进口额/进口数量（万美元/吨）
2011	8.6	1130809	13.17
2012	10.0	1388602	13.88
2013	9.8	1621623	16.62
2014	11.2	1909522	16.99
2015	10.6	2034630	19.18
2016	12.0	2209492	18.41
2017	14.0	2679557	19.14
2018	15.0	2960701	19.74
2019	16.0	3570932	22.32
2020	21.9	3718139	16.96
2021	22.6	4466750	19.77
2022	31.2	4803710	15.42
2023	38.4	5176337	13.49

数据来源：国家统计局，中国海关总署

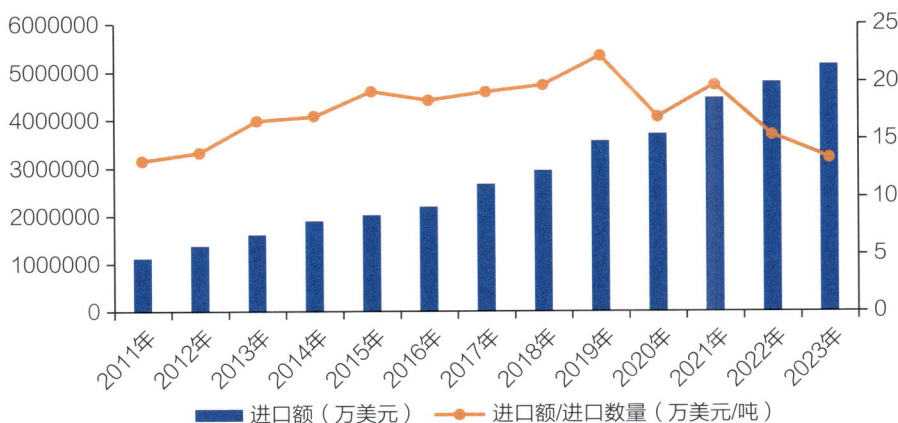

图2-20 2011—2023年中国医药材及药品进口贸易的情况

数据来源：国家统计局，中国海关总署

3. 产业创新

（1）医药制造创新发展

我国医药制造业创新发展的事实，来自于医药制造业研发、新产品开发、新产品专利申请和技术改造等方面。据《中国高技术产业统计年鉴》数据显示，"十二五"和"十三五"期间，研发机构数、研发人员折合全时当量和研发经费内部支出的研发三项指标增长平稳；新产品开发项目数、新产品开发经费支出和新产品销售收入的新产品开发三项指标增长平稳，特别是2020年、2021年和2022年这三年增长迅速；专利申请数和有效发明专利数的新产品专利指标增长平稳；技术改造经费支出、购买境内技术经费支出、技术引进经费支出和消化吸收经费支出的四项新产品技术指标中，2011—2021年技术改造、购买境内技术和技术引进三项经费支出指标平稳增长，而消化吸收经费支出指标呈下降趋势，而2022年技术改造经费支出、技术引进经费支出和消化吸收经费支出同比下降，购买境内技术经费支出同比上升。以上医药制造业创新发展的指标体系，显示了我国医药制造业创新发展和自主研发正逐步提升（见表2-19、表2-20、表2-21、表2-22、图2-21、图2-22、图2-23、图2-24）。

表2-19　2011—2022年中国医药制造业研发情况

年度	研发机构数（个）	研发人员折合全时当量（人年）	研发经费内部支出（万元）
2011	1856	93467	2112462
2012	2591	106684	2833055
2013	2529	123200	3476553
2014	2572	133902	3903161
2015	2781	128589	4414576
2016	3043	130570	4884712
2017	3318	121517	5341769
2018	3183	125920	5808857
2019	3410	122720	6095605
2020	3756	134291	7845971
2021	4059	154596	9424368
2022	5539	175288	10488868

数据来源：国家统计局，《中国高技术产业统计年鉴》；

备注：2017年数据缺失，采用算术平均值计算所得

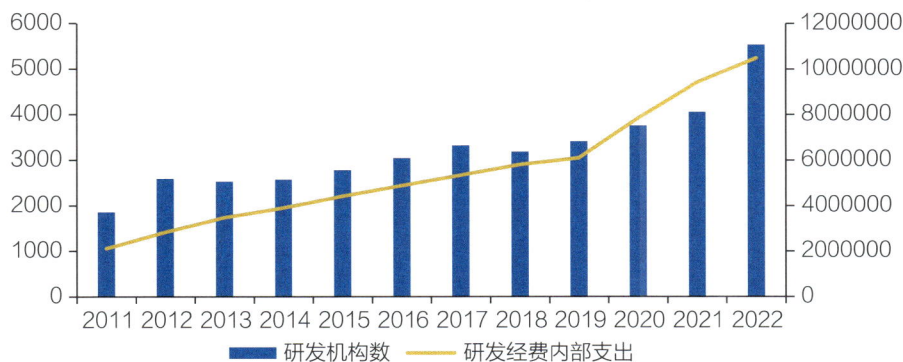

图2-21 2011—2022年中国医药制造业研发情况（个/万元）

数据来源：国家统计局，《中国高技术产业统计年鉴》

表2-20 2011—2022年中国医药制造业新产品开发情况

年度	新产品开发项目数（项）	新产品开发经费支出（万元）	新产品销售收入（万元）
2011	16440	2330718	23170435
2012	19925	3082346	29286008
2013	29247	3645006	36061674
2014	24414	4079308	43018345
2015	22106	4279485	47362675
2016	25320	4978806	54227527
2017	28584	5886028	57132498
2018	31679	6520596	63670361
2019	36098	7325193	66734599
2020	42145	8831876	76981144
2021	49652	11286100	110451212
2022	56123	12697698	100493102

数据来源：国家统计局，《中国高技术产业统计年鉴》；

备注：2017年数据缺失，采用算术平均值计算所得

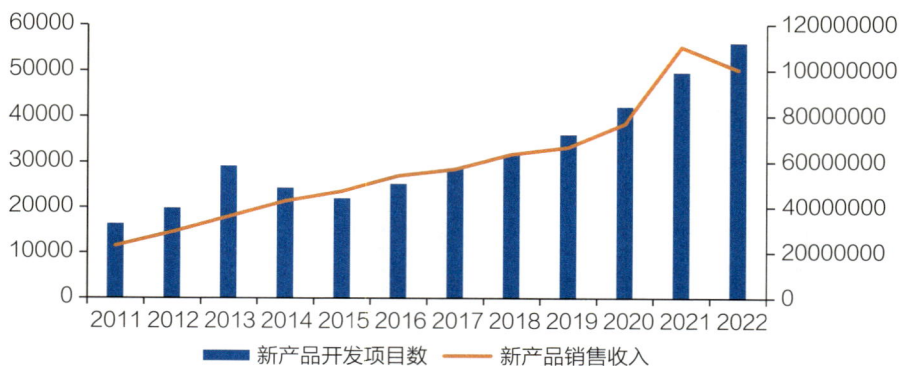

图2-22   2011—2022年中国医药制造业新产品开发情况（项/万元）

数据来源：国家统计局，《中国高技术产业统计年鉴》

表2-21   2011—2022年中国医药制造业新产品专利申请情况

年度	专利申请数（件）	发明专利申请数（件）	有效发明专利数（件）
2011	11115	6968	10506
2012	14976	9050	15058
2013	17124	10475	19558
2014	19354	12620	24799
2015	16020	10019	31259
2016	17785	10483	37463
2017	19878	10886	41673
2018	21698	11494	45766
2019	23400	11883	47910
2020	29107	14633	56784
2021	31497	15391	64511
2022	33128	16058	74357

数据来源：国家统计局，《中国高技术产业统计年鉴》；

备注：2017年数据缺失，采用算术平均值计算所得

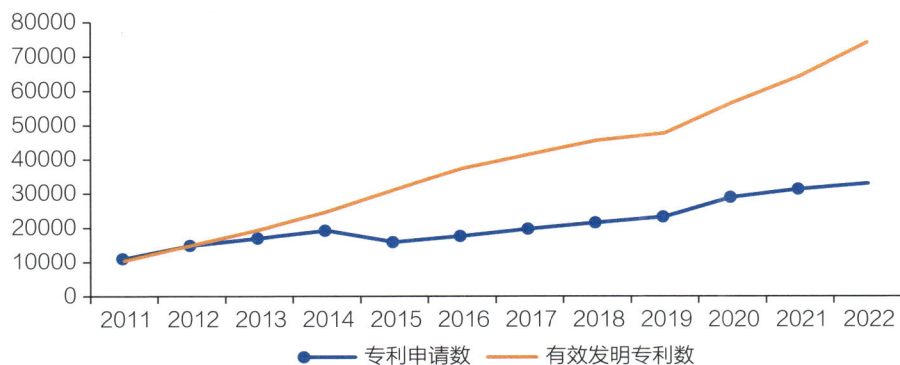

图2-23 2011—2022年中国医药制造业新产品专利申请情况（件）

数据来源：国家统计局，《中国高技术产业统计年鉴》

表2-22 2011—2022年中国医药制造业技术改造和引进费用情况

年度	技术改造经费支出（万元）	购买境内技术经费支出（万元）	技术引进经费支出（万元）	消化吸收经费支出（万元）
2011	61564	51359	94827	789221
2012	56037	54227	141196	1047081
2013	58131	63096	210435	1279734
2014	43636	79363	193053	1260895
2015	59189	33891	183832	1158829
2016	46608	32582	181129	934249
2017	44080	26795	273121	853489
2018	896511	249729	43524	36162
2019	1018337	256336	43147	22595
2020	1077921	234589	66611	26209
2021	1337537	357396	141368	13815
2022	1334170	423738	114282	6201

数据来源：国家统计局，《中国高技术产业统计年鉴》；

备注：2017年数据缺失，采用算术平均值计算所得

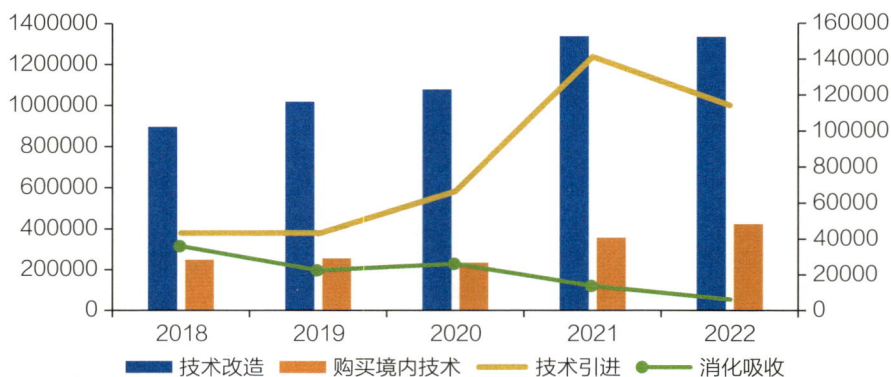

图2-24 2018—2022年中国医药制造业技术改造和引进费用情况（万元）

数据来源：国家统计局，《中国高技术产业统计年鉴》

（2）研发强度

据《中国高技术产业统计年鉴》数据显示，"十二五"和"十三五"期间，医药制造业和医疗器械制造研发强度持续增强，2022年医药制造业经费强度为0.0398，人员强度为0.1193；2011—2022年，化学药品制造和生物药品制品制造两者研发强度高于中成药生产的研发强度，2022年生物药品制品制造的经费强度7.29%，人员强度为16.87%；2018—2022年，医疗诊断、监护及治疗设备制造的人员强度为16.47%（见表2-23、表2-24、图2-25、图2-26）。

表2-23 2011—2022年医药制造业研发强度情况

年度	经费强度	人员强度
2011	0.0146	0.0523
2012	0.0163	0.0542
2013	0.0170	0.0591
2014	0.0167	0.0620
2015	0.0172	0.0577
2016	0.0173	0.0578
2017	0.0197	0.0568
2018	0.0243	0.0624
2019	0.0255	0.0627

续表

年度	经费强度	人员强度
2020	0.0313	0.0628
2021	0.0319	0.0730
2022	0.0398	0.1193

数据来源：国家统计局，《中国高技术产业统计年鉴》；

备注：1. 2017年数据缺失，采用算术平均值计算所得；

2. 经费强度=研发经费内部支出/营业收入；人员强度=研发人员/平均用工人数

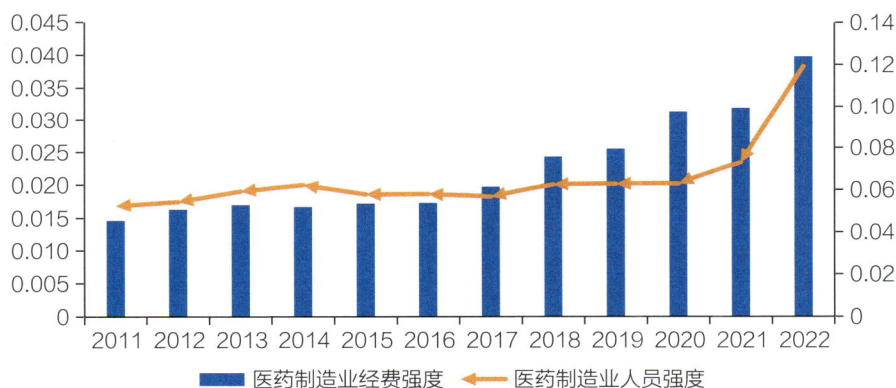

图2-25　2011—2022年医药制造业研发强度情况

数据来源：国家统计局，《中国高技术产业统计年鉴》

表2-24　2011—2022年中国医药制造业子行业的研发强度情况

年度	化学药品制造		中成药生产		生物药品制品制造	
	经费强度	人员强度	经费强度	人员强度	经费强度	人员强度
2011	0.0172	0.0652	0.0116	0.0410	0.0192	0.0727
2012	0.0186	0.0663	0.0136	0.0443	0.0228	0.0763
2013	0.0197	0.0708	0.0143	0.0479	0.0224	0.0811
2014	0.0195	0.0758	0.0135	0.0490	0.0233	0.0840
2015	0.0204	0.0705	0.0129	0.0429	0.0237	0.0852
2016	0.0200	0.0701	0.0137	0.0439	0.0253	0.0879
2017	0.0217	0.0638	0.0174	0.0482	0.0294	0.0825
2018	0.0266	0.0696	0.0197	0.0529	0.0401	0.0872
2019	0.0265	0.0685	0.0198	0.0521	0.0498	0.0879

续表

年度	化学药品制造		中成药生产		生物药品制品制造	
	经费强度	人员强度	经费强度	人员强度	经费强度	人员强度
2020	0.0322	0.0706	0.0247	0.0514	0.0605	0.0982
2021	0.0346	0.0770	0.0216	0.0578	0.0468	0.1125
2022	0.0402	0.1286	0.0253	0.0913	0.0729	0.1687

数据来源：国家统计局，《中国高技术产业统计年鉴》；

备注：1. 2017年数据缺失，采用算术平均值计算所得；

2. 经费强度=研发经费内部支出/营业收入；人员强度=研发人员/平均用工人数

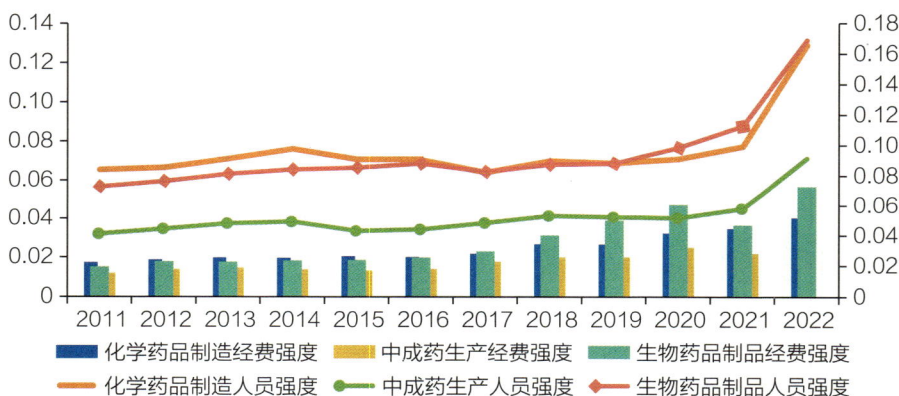

图2-26 2011—2022年中国医药制造业子行业的经费强度和人员强度情况

数据来源：国家统计局，《中国高技术产业统计年鉴》

（3）投融资情况

据《中国统计年鉴》《中国投资领域统计年鉴》数据显示，2011—2022年我国医药制造业固定资产投资平稳增长；2022年医药制造业固定资产投资10599.8亿元，其中内资的固定资产投资9609.71亿元；2022年医药制造业内资、港澳台和外商投资分固定资产投资比2021年增长分别为10.0%、18.5%和13.5%；2011—2022年医药制造业固定资产投资增长平稳（见表2-25、图2-27）。

表2-25 2011—2022年医药制造业按登记注册类型分固定资产投资情况（亿元）

年度	投资额	#内 资	港澳台商投资	外商投资
2011	2648.9	2442.0	85.4	121.5
2012	3578.1	3313.4	120.6	144.1

续表

年度	投资额	#内 资	港澳台商投资	外商投资
2013	4529.3	4255.7	119.7	154.0
2014	5191.9	4897.8	120.7	173.4
2015	5811.9	5464.6	160.7	186.6
2016	6299.2	5851.2	176.1	271.8
2017	5986.3	5589.1	158.0	239.1
2018	6225.8	5930.0	156.1	171.9
2019	6748.7	6333.3	239.3	189.4
2020	8665.4	7941.9	370.7	316.8
2021	9583.9	8736.1	439.3	359.5
2022	10599.8	9609.71	520.6	408.0

数据来源：国家统计局，《中国统计年鉴》《中国投资领域统计年鉴》

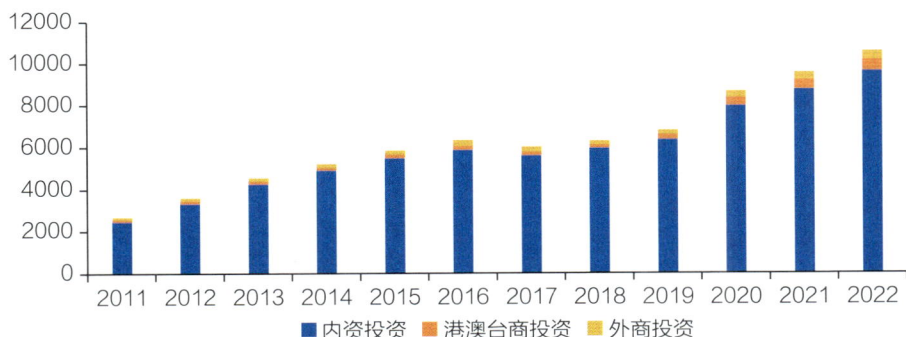

图2-27 2011—2022年医药制造业按登记注册类型分固定资产投资情况（亿元）

数据来源：国家统计局，《中国统计年鉴》《中国投资领域统计年鉴》

（4）技术市场情况

技术合同内容包括技术开发、技术转让、技术咨询和技术服务。据《中国火炬统计年鉴》数据显示，2022年我国生物医药应用技术成果数6080项；2022年生物、医药的技术合同数64431项，技术交易额2083.7亿元，2011—2021年技术合同较快增长，特别是2019—2022年快速增长；其中，2022年生物、医药新品种权转让合同数为230项，技术交易额82.4亿元；2017年以来生物医药新品种技术转让合同数下降，技术交易额有较大幅度的提升，特别是2019、2020和2022年有较大幅度增长。高新技术的重大技术合同构成方面，生物、医药的重大技术合同数3047项、成交金额1756.9亿元，生物、医药新品种知识产权的重大技术合同数305项，成交金额154.7亿元，同比2021年略微下降（见表2-26、表2-27、表2-28、图2-28、图2-29、图2-30、图2-31）。

表2-26 2011—2022年中国生物、医药和医疗器械技术的技术合同情况

年度	合同数（项）	合同交易额（亿元）	技术交易额（亿元）
2011	18635	258.3	225.4
2012	19120	282.0	260.4
2013	21094	396.4	345.9
2014	21255	411.5	339.2
2015	23549	510.7	457.5
2016	26177	612.7	518.3
2017	29796	750.3	628.4
2018	30493	839.2	730.3
2019	39468	1057.9	901.8
2020	45972	1769.0	1552.4
2021	57147	2235.6	1886.0
2022	64431	2443.0	2083.7

数据来源：国家科学技术部，《中国火炬统计年鉴》

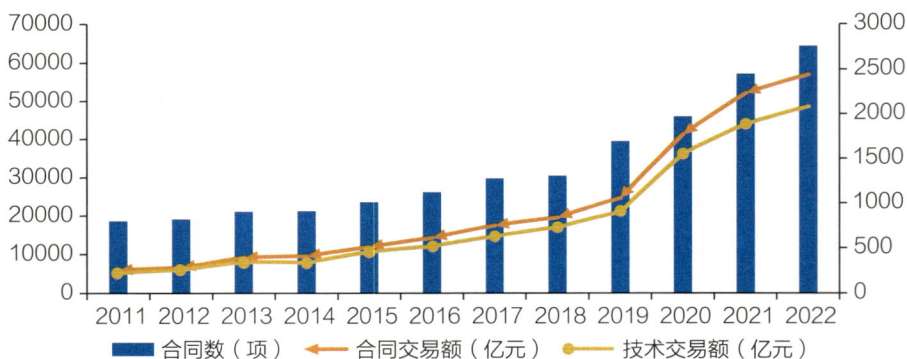

图2-28 2011—2022年中国生物、医药技术的技术合同情况（项/亿元）

数据来源：国家科学技术部，《中国火炬统计年鉴》

表2-27 2011—2022年中国生物、医药新品种权转让的技术转让情况

年度	合同数（项）	合同交易额（亿元）	技术交易额（亿元）
2011	254	6.8	6.5
2012	171	9.5	9.1
2013	215	9.1	8.1
2014	181	24.8	20.1
2015	298	16.6	15.9
2016	375	26.5	22.4
2017	252	15.6	15.4
2018	183	24.5	22.9
2019	256	55.5	55.0
2020	260	75.0	73.7
2021	190	49.4	48.3
2022	230	83.2	82.4

数据来源：国家科学技术部，《中国火炬统计年鉴》

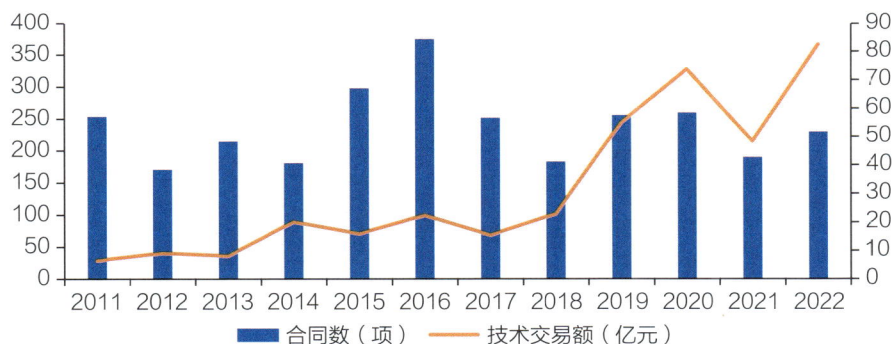

图2-29 2011—2022年中国生物、医药新品种权的技术转让情况（项/亿元）

数据来源：国家科学技术部，《中国火炬统计年鉴》

表2-28 2011—2022年中国生物医药重大技术合同构成情况

年度	生物、医药技术领域		生物、医药新品种知识产权	
	合同数（项）	成交金额（亿元）	合同数（项）	成交金额（亿元）
2011	402	143.6	80	27.9
2012	430	158.5	94	31.2
2013	578	254.4	236	125.4

续表

年度	生物、医药技术领域		生物、医药新品种知识产权	
	合同数（项）	成交金额（亿元）	合同数（项）	成交金额（亿元）
2014	598	256.2	115	46.5
2015	745	341.2	125	55.2
2016	821	409.4	120	44.1
2017	1018	500.1	144	85.4
2018	1136	559.5	192	106.8
2019	1457	702.8	201	100.2
2020	1884	1335.8	288	233
2021	2639	1632.2	311	162.4
2022	3047	1756.9	305	154.7

数据来源：国家科学技术部，《中国火炬统计年鉴》

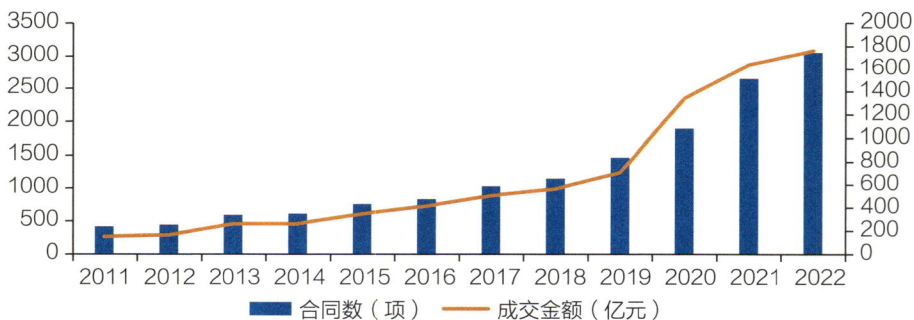

图2-30　2011—2022年中国生物、医药重大技术的技术合同情况（项/亿元）

数据来源：国家科学技术部，《中国火炬统计年鉴》

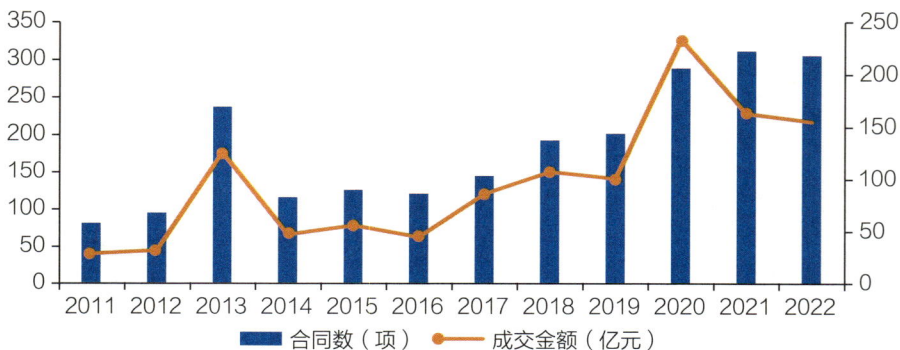

图2-31　2011—2022年中国生物、医药新品种知识产权的技术合同情况（项/亿元）

数据来源：国家科学技术部，《中国火炬统计年鉴》

4. 上市企业经营分析

（1）整体概览

据药品上市企业年报统计显示，2023年，我国药品上市企业数量为359家，同比增长3.46%。近5年CAGR为17.38%。2023年上市企业中化学制药企业占比最高为43.99%，中药企业占比20.53%次之（见图2-32、图2-33）。

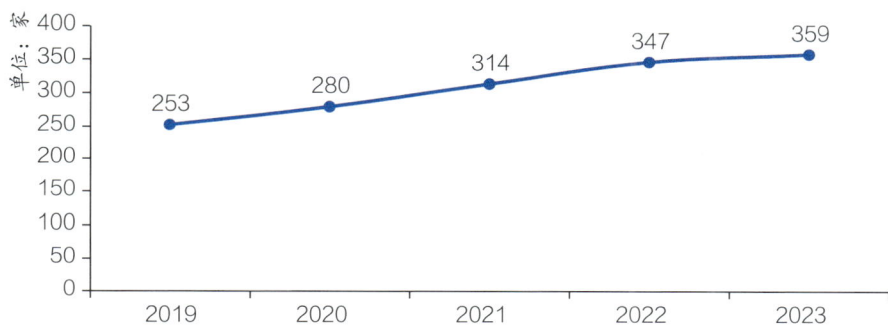

图2-32 2019—2023年上市企业数量变化情况

数据来源：上市企业年报；

备注：数量为历年累计数量

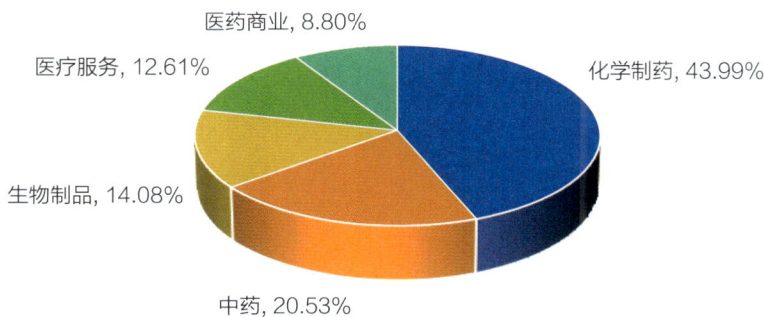

图2-33 2023年各医药上市企业类型数量占比情况

数据来源：上市企业年报

（2）营业收入及变化

据上市企业年报数据整理显示，2023年上市药品企业营收22532.41亿元，同比增长7.12%。平均营收62.94亿元，同比增长3.23%（见图2-34）。

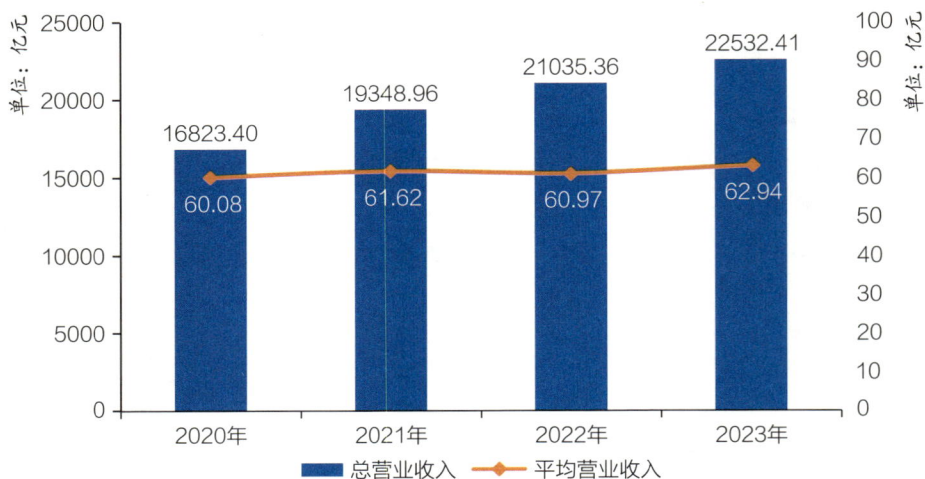

图2-34　2020—2023年上市企业总营业收入与平均营业收入情况

数据来源：上市企业年报

据上市企业年报数据计算显示，2023年各类药品上市企业中，总营业收入和平均营业收入最高的均是医药商业企业，总营业收入为9990.25亿元，平均营业收入为333.01亿元（见图2-35、表2-29）。

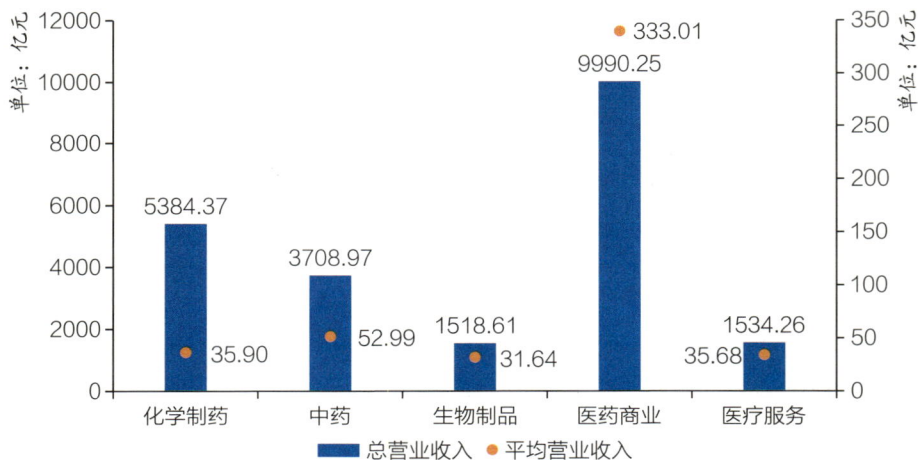

图2-35　2023年各类医药上市企业总营业收入和平均营业收入情况

数据来源：上市企业年报

表2-29 2023年各类上市企业营业收入（Top5）情况

单位：亿元

企业名称	营业收入	同比变化
化学制药		
复星医药	414.00	−5.81%
华东医药	406.24	7.71%
人福医药	245.25	9.79%
恒瑞医药	228.20	7.26%
科伦药业	214.54	13.44%
中药		
白云山	755.15	6.68%
云南白药	391.11	7.19%
华润三九	247.39	36.83%
同仁堂	178.61	16.19%
太极集团	156.23	11.19%
生物制品		
智飞生物	529.18	38.30%
长春高新	145.66	15.35%
辽宁成大	107.83	−25.97%
上海莱士	79.64	21.27%
华兰生物	53.42	18.26%
医药商业		
上海医药	2602.95	12.21%
九州通	1501.40	6.92%
重药控股	801.19	18.12%
国药一致	754.77	2.77%
南京医药	535.90	6.71%
医疗服务		
药明康德	403.41	2.51%
爱尔眼科	203.67	26.43%
康龙化成	115.38	12.39%
美年健康	108.94	26.44%
凯莱英	78.25	−23.70%

数据来源：上市企业年报

（3）营业利润及变化

据上市企业年报数据整理显示，2023年上市药品企业总利润为1350.57亿元，同比增长7.71%。平均利润3.78亿元，同比增长3.56%（见图2-36）。

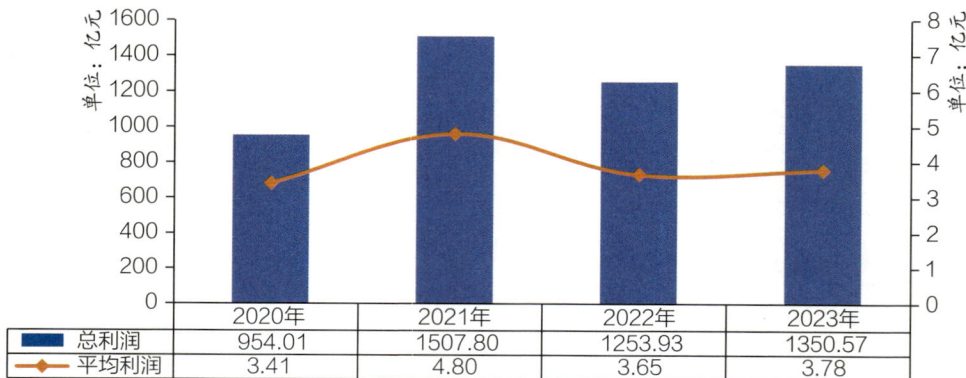

	2020年	2021年	2022年	2023年
总利润	954.01	1507.80	1253.93	1350.57
平均利润	3.41	4.80	3.65	3.78

图2-36　2020—2023年上市企业净利润和平均净利润变化情况

数据来源：上市企业年报

据上市企业年报数据计算显示，2023年各类药品上市企业中，总净利润最高的类型为中药，净利润371.89亿元，平均净利润5.31亿元，平均净利润最多的类型是医药商业企业，平均净利润为7.12亿元（见图2-37、表2-30）。

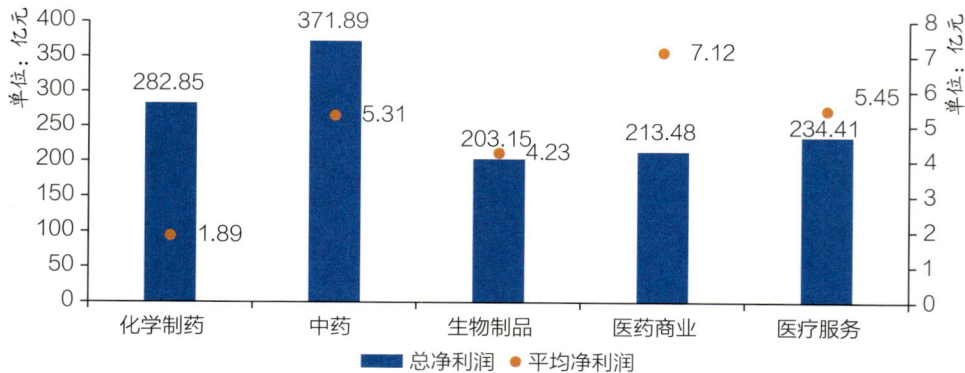

图2-37　2023年各类医药上市企业总净利润和平均净利润情况

数据来源：上市企业年报

表2-30　2023年各类上市企业净利润（Top5）情况

单位：亿元

企业名称	净利润	同比变化
化学制药		
恒瑞医药	42.78	12.13%
复星医药	28.95	−26.66%
健康元	28.51	−1.49%
华东医药	28.46	12.39%
人福医药	28.15	−8.34%
中药		
白云山	42.59	0.14%
云南白药	41.23	45.14%
华润三九	31.73	27.09%
片仔癀	28.51	13.01%
济川药业	28.27	30.18%
生物制品		
智飞生物	80.70	7.04%
长春高新	47.76	13.31%
上海莱士	17.77	−5.10%
华兰生物	17.62	41.21%
天坛生物	15.09	25.28%
医药商业		
上海医药	51.67	−26.11%
国药股份	23.34	9.67%
九州通	22.90	0.18%
国药一致	19.58	10.54%
益丰药房	15.81	10.77%
医疗服务		
药明康德	97.00	8.96%
爱尔眼科	36.56	35.96%
凯莱英	22.51	−31.68%
泰格医药	21.50	−5.36%
康龙化成	15.82	16.98%

数据来源：上市企业年报

（4）营业利润率

2023年，我国药品上市企业营业利润率[1]为5.99%，较2023年减少了0.03%左右（见表2-31、图2-38）。

表2-31　2020—2023年中国药品上市企业营业利润率

年度	营业利润率
2020	5.65%
2021	7.79%
2022	5.96%
2023	5.99%

数据来源：上市企业年报

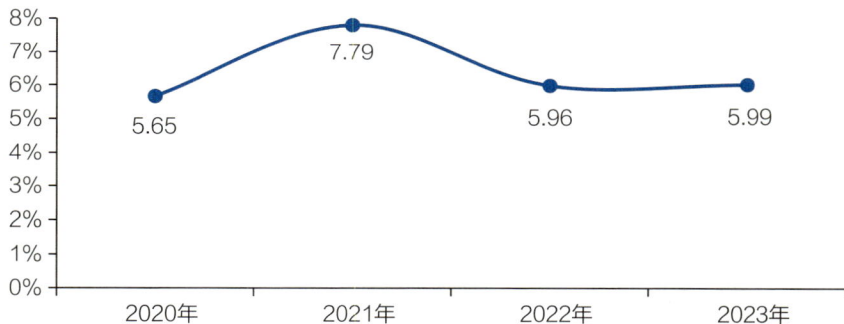

图2-38　2020—2023年中国药品上市企业营业利润率

数据来源：上市企业年报

（5）销售费率和研发费率情况

据上市企业年报数据计算显示，2023年各类药品上市企业中，中药的平均销售费率最高，为23.75%，医疗服务销售费率最低，为5.87%；研发费率最高的是化学制药类企业，为10.54%，研发费率最低的是医药商业，为0.30%（见图2-39、表2-32）。

---

[1]　营业利润率=总营业利润/总营业收入

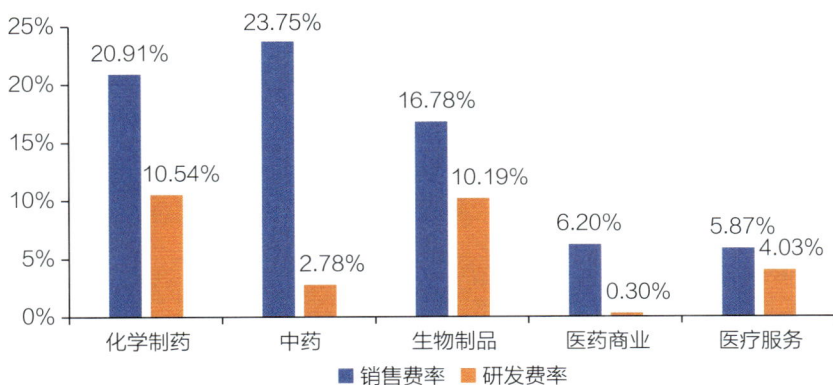

图2-39 2023年各类型药品上市企业平均销售费率、研发费率情况

数据来源：上市企业年报

表2-32 2023年各类型上市企业销售费率、研发费率（Top5）及同比变化情况

企业名称	销售费率	企业名称	研发费率
化学制药			
亚虹医药-U	250.27%	首药控股-U	3875.51%
迪哲医药-U	230.09%	亚虹医药-U	2650.93%
盟科药业-U	118.32%	迪哲医药-U	882.47%
迈威生物-U	111.79%	迈威生物-U	653.79%
泽璟制药-U	64.82%	盟科药业-U	379.90%
中药			
*ST龙津	74.73%	*ST龙津	25.65%
金花股份	60.56%	康缘药业	15.85%
ST百灵	54.21%	华森制药	11.30%
沃华医药	54.07%	天士力	10.57%
广誉远	50.11%	以岭药业	8.27%
生物制品			
智翔金泰-U	860.93%	智翔金泰-U	51208.87%
康希诺	98.97%	康希诺	178.67%
荣昌生物	71.58%	君实生物-U	128.95%
未名医药	67.08%	荣昌生物	120.62%
金迪克	57.26%	百奥泰	109.06%

续表

企业名称	销售费率	企业名称	研发费率
医药商业			
健之佳	26.32%	国发股份	3.46%
一心堂	24.36%	浙江震元	1.12%
益丰药房	24.29%	上海医药	0.85%
大参林	22.92%	华人健康	0.64%
漱玉平民	21.34%	药易购	0.44%
医疗服务			
南华生物	28.07%	和元生物	24.86%
美年健康	23.53%	百诚医药	23.69%
和元生物	20.49%	南模生物	21.89%
皓宸医疗	20.41%	成都先导	21.44%
光正眼科	17.40%	药康生物	15.53%

数据来源：上市企业年报

5. 终端销售分析

药品和医疗器械产品的使用领域包括药品零售企业（药店）和医疗机构，医疗机构是药品和医疗器械产品使用的主要终端市场，是药物警戒全生命周期管理的重要环节。随着我国医疗保险制度中"双通道"药房的推进、远程诊疗方式的深入和网络药品销售模式的兴起，药品和医疗器械产品使用领域逐步分流出消费者的个人药疗模式。

（1）医药产品零售终端情况

据米内网数据显示，2023年我国三大终端六大市场药品销售额达18865亿元，同比增长5.2%。2016—2023年复合增长率达到3.4%（见表2-33、图2-40）。

表2-33 2016—2023年中国三大终端六大市场药品销售额及增长

年度	销售额（亿元）	同比增速（%）
2016	14975	8.3
2017	16118	7.6
2018	17131	6.3
2019	17955	4.8

年度	销售额（亿元）	同比增速（%）
2020	16437	-8.5
2021	17747	8.0
2022	17936	1.1
2023	18865	5.2

数据来源：米内网；

备注：三大终端六大市场包括公立医院终端（城市公立医院市场、县级公立医院市场）、零售药店终端（实体药店市场、网上药店市场）、公立基层医疗终端（城市社区卫生中心/站市场、乡镇卫生院市场）

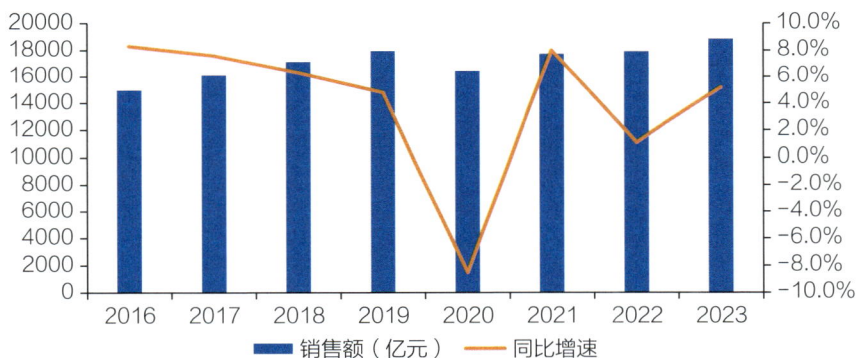

图2-40　2016—2023年中国三大终端六大市场药品销售额及增长

数据来源：米内网；

备注：三大终端六大市场包括公立医院终端（城市公立医院市场、县级公立医院市场）、零售药店终端（实体药店市场、网上药店市场）、公立基层医疗终端（城市社区卫生中心/站市场、乡镇卫生院市场）

（2）医药产品医疗机构情况

2011—2021年期间，我国各级综合医院药品费用支出保持平稳态势，其中委属、省属、地级市属、县级市属和县属的各级综合医院药品费用支出中，省属和地级市属占较大比例；因此，依据药品和医疗器械的医疗机构使用情况，进行药品和医疗器械流通领域结构调整，提升药品和医疗器械供应保障能力（见表2-34、图2-41）。

表2-34　2011—2021年中国各级综合医院药品费用支出（亿元）

年度	委属	省属	地级市属	县级市属	县属	合计
2011	187.20	655.78	924.98	526.38	424.85	2719.20
2012	229.54	734.88	1114.27	639.62	534.13	3252.43
2013	253.38	853.14	1255.76	733.33	614.73	3710.35
2014	292.94	977.69	1440.47	831.87	689.83	4232.81
2015	321.59	1058.31	1584.80	851.40	720.18	4536.26
2016	352.77	1167.19	1734.56	895.53	753.01	4903.05
2017	362.80	1286.50	1790.63	939.65	787.19	5166.78
2018	352.47	1331.90	1817.01	951.60	814.29	5267.27
2019	414.44	1488.36	2078.95	1048.60	901.94	5932.29
2020	343.81	1325.08	1826.81	943.60	827.49	5266.80
2021	408.94	1505.47	1987.00	1022.28	858.10	5798.17

数据来源：国家卫生健康委员会，《中国卫生健康统计年鉴》

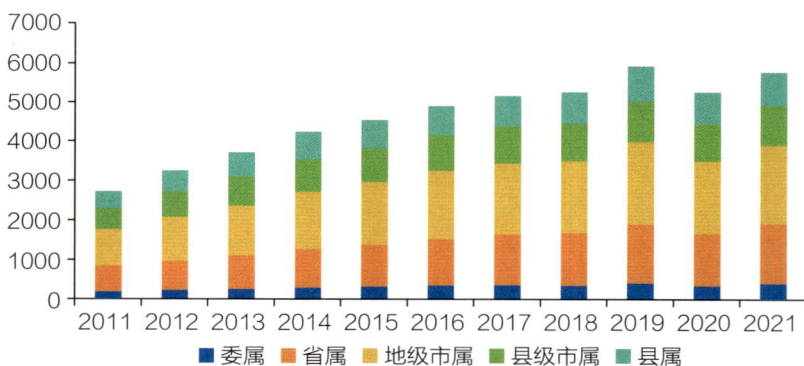

图2-41　2011—2021年中国各级综合医院药品费用支出情况

数据来源：国家卫生健康委员会，《中国卫生健康统计年鉴》

（3）药店网络销售规模情况

据米内网数据显示，2020年药品网络交易第三方平台订单量为3866万笔，第三方平台销售额为208亿元，活跃用户51万户；2015—2022年中国药店线上规模逐年增长，2023年为3004亿元，线上销售占市场规模的32%以上。与中国药店线下规模增速相比，药品线上销售增速高于线下增速，2015年线上销售高速发展之后呈下降趋势，2021—2023年增速维持在24%

以上。近年来，医药电商直报企业B2C销售额逐年增长，占医药电商直报企业销售额的比例呈下降趋势，需要相应的医保定点药房、"双通道"药房、DTP（Direct to Patient）药房等相关政策与之相配套（见表2-35、表2-36、图2-42、图2-43、图2-44）。

表2-35　2014—2023年药店市场网上规模、占比和增速情况

年度	网上药店销售额 （亿元）	网上药店销售额占比 （%）	网上药店销售额增速 （%）	实体药店销售额增速 （%）
2014	78	1.90	82.9	10.30
2015	144	3.20	85.10	8.20
2016	285	5.80	97.60	7.60
2017	440	8.10	54.40	7.30
2018	661	11.30	50.20	4.40
2019	1002	15.70	51.60	3.20
2020	1593	22.20	59.00	3.90
2021	2234	28.10	40.20	2.50
2022	2608	29.90	16.70	7.00
2023	3004	32.50	15.20	1.80

数据来源：国家药监局南方医药经济研究所

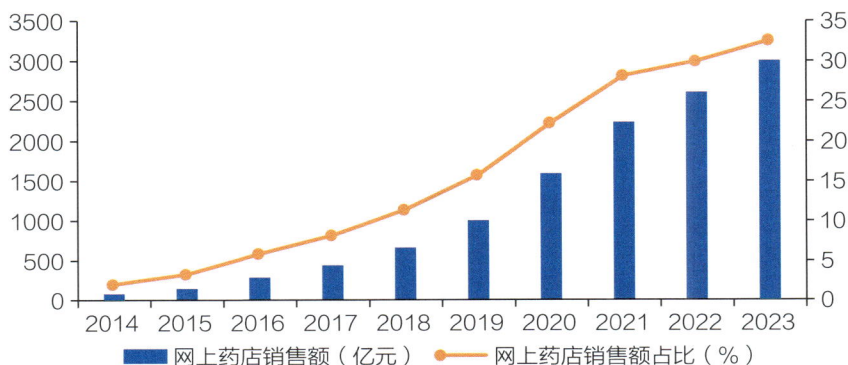

图2-42　2014—2023年中国药店网上经营规模情况

数据来源：国家药监局南方医药经济研究所

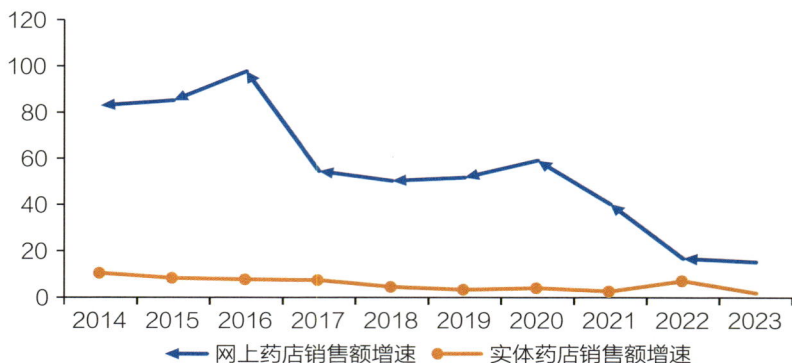

图2-43　2014—2023年中国药店网上实体增速情况

数据来源：国家药监局南方医药经济研究所

表2-36　2016—2022年中国医药电商直报企业（B2C）销售额情况

年度	医药电商直报企业 销售额总计（亿元）	医药电商直报企业 B2C销售额（亿元）	医药电商直报企业 B2C销售额占比（％）
2016	612.00	36.00	5.88
2017	736.00	44.00	5.90
2020	1778.00	67.00	3.80
2021	2162.00	92.00	4.26
2022	2358.00	118.00	5.00

数据来源：国家药监局南方医药经济研究所

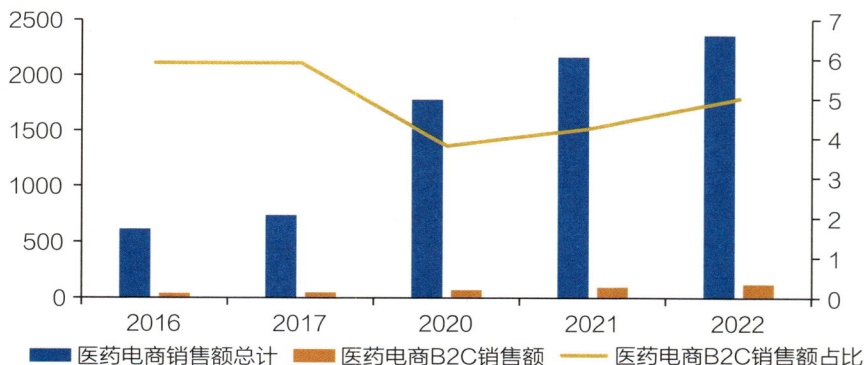

图2-44　2016—2022年中国医药电商直报企业（B2C）销售额情况

数据来源：国家药监局南方医药经济研究所

（三）　产业集聚情况

1. 泰州医药城（中国医药城）

（1）简介

泰州医药城成立于2009年5月29日，总体规划面积30平方公里，由多个功能区组成，包括科研开发区、生产制造区、会展交易区、康健医疗区、教育教学区、综合配套区等。该园区主管单位主要有科技部、国家卫生健康委、国家药品监督管理局、国家中医药管理局、江苏省人民政府和泰州医药高新技术产业开发区管理委员会。

（2）发展情况

截至2024年3月，泰州医药城先后落户1300余家医药健康企业，其中包括阿斯利康、雀巢、勃林格殷格翰、武田制药、阿拉宾度等14家知名跨国制药企业。目前，园区已形成抗体药、疫苗、诊断试剂及高端医疗器械、化学药新型制剂、特殊医学用途配方食品等特色产业集群。在抗体药产业方面，主要代表的研发生产企业有迈博太科、泰康生物、荃信生物，已经在肿瘤、自身免疫系统、严重过敏性疾病等治疗领域，形成了多靶点抗体药物研发、临床转化和产业化体系；在疫苗产业方面，其代表企业有艾美康淮、金迪克、中慧元通、沃森生物、瑞科生物。其中中慧元通四价流感病毒亚单位疫苗，是国内首家批准上市的预防用生物制品Ⅰ类疫苗，填补了国内空白。5家企业均获得药品生产许可证，占江苏省的5/9，全国1/9。在诊断试剂及高端医疗器械产业方面，以华亘泰来、伟禾生物、信立康等企业为代表的三类证产品，以宸安生物、先思达生物、宝锐生物、阿里生物等企业为代表的二类证产品，均在国内处于领先地位；在化学药新型制剂产业，以阿斯利康、复旦张江、汇伦药业为代表的创新药研发生产企业，已在心脑血管疾病、光动力药物、抗肿瘤等重点领域实现创新品种的产业化；特殊医学用途食品产业，已集聚雀巢健康、鲲鱼健康、石药中诺等一批特殊医学用途食品研发生产企业，取得特殊医学用途注册证7张，占全省的1/3，是中国营养保健食品协会授予的"特殊食品产业集群示范基地"，领跑全国同类园区。

（3）专业服务平台

表2-37　泰州医药城专业服务平台

序号	平台类型	平台名称	平台简述
1	检查检验中心	泰州市产品质量监督检验院	主要对泰州医药城涉及的医药产品原材料、辅料和包装材料等材料的质检
		泰州市药品检验院	主要对泰州医药城承担药品质量监督检验、新药注册检验、进口药品检验等
		泰州医药城医学检验所有限公司	为医药研发、临床诊断等领域提供重要的技术支持
2	CXO平台	泰州诚肽生物科技有限责任公司（CRO）	主要为医药化工企业提供癌症、自身免疫、代谢等疾病的多肽和寡核苷酸研发技术外包服务
		耀海生物（CDMO）	聚焦在"重组蛋白/多肽、核酸药物、纳米抗体、新型重组疫苗"等领域
3	物流仓储中心	江苏华为医药物流有限公司药品专用公共型保税仓库	主要业务包括进出口药品、试剂、医药用原料、药用中间体、医疗器械、保健用食（饮）品等的保税仓储及保税物流配送等
4	公共实验室	鹍远泰州医学实验室	设有临床细胞分子、病理、生化、免疫和研发等功能实验室；提供肿瘤精准医疗相关的检测服务和研发
		中国医药城大动物实验中心	以大动物实验技术服务为核心，提供医疗器械大动物实验、医学研究大动物实验和新仪器设备临床医生培训等服务

数据来源：公开资料整理

（4）产业配套
①政策扶持

表2-38　泰州医药城医药产业相关扶持政策

发布日期	发布单位	政策文件名称	相关重点内容
2023年2月	江苏省药品监督管理局	《深化"面对面"对接服务推动苏州生物医药领域经济运行率先整体好转十五条政策措施》	1. 持续优化监管服务。提供便捷高效服务，实现前端帮扶 2. 构建产业发展良好格局。对重点领域进行帮扶，推动苏州医药产业高质量发展
2023年3月	泰州市人民政府	《提升大健康产业创新策源能力工作方案》	1. 大力培育大健康领域国家高新技术企业 2. 建立多项生物技术研发中心和研发机构等 3. 强化泰州市天使投资基金，加大对大健康产业融资支持

续表

发布日期	发布单位	政策文件名称	相关重点内容
2023年3月	泰州市科学技术局	《2023年度泰州市大健康产业创新能力提升专项指南》	1. 重点在加快关键核心技术攻关，提升创新能力和成果转化水平。 2. 重点支持生物医药产业和新型医疗器械的创新发展

数据来源：公开资料整理

②产业基金

泰州药城大健康产业母基金成立于2020年4月，总规模15亿元，是由泰州医药高新区（高港区）国有投资平台出资设立的政策性、引导性基金。其投资领域主要投向生物医药、医疗器械、医疗服务等大健康产业，以及汽车及零部件产业、化学新材料产业、电子信息及高端装备制造等产业。

2. 张江生物医药基地（张江药谷）

（1）简介

张江药谷成立于1994年，该基地先后开发一期和二期，一期占地面积约1.5平方公里，主要以生物医药领域国家级科研院所等服务机构和引入的跨国公司产业化项目为主；二期总面积约为1.5平方公里，规划建设了生物医药科技园、研发A区、研发B区等，提供通用的实验用房、孵化用房。其主管单位有科技部、国家卫生健康委、国家药品监督管理局、上海市人民政府，张江高科技园区管委会、上海张江生物医药基地开发有限公司。期间，张江生物获得国家科技兴贸创新基地、国家医药出口基地、亚洲一流生物医药产业基地、生物医药产业创新高地和全国生物医药产业园区综合评价领先等多项荣誉。

（2）发展情况

截至2024年7月，张江药谷集聚生物医药企业2300家，从业人员超9万人，国家重大科技基础设施12个，公共服务平台近200家，获批1类新药上市23个和创新医疗器械上市23个。其代表性企业有：百济神州（专注于创新药研发的生物医药企业，其多款抗肿瘤新药如泽布替尼、替雷利珠单抗和帕米帕利等已获批上市）、再鼎医药（有多款获批上市的产品，如尼拉帕利、爱普盾、瑞派替尼和奥马环素等。还有多项临床试验正在进行中，覆盖多个治疗领域）。

（3）专业服务平台

表2-39　张江生物医药基地专业服务平台

序号	平台类型	平台名称	平台简述
1	药监局分中心	国家药监局医疗器械技术审评检查长三角分中心	开展长三角区域内医疗器械审评事前事中沟通指导工作及国产第三类医疗器械产品和进口医疗器械产品的技术审评工作、为长三角区域内的医疗器械研制机构、生产企业提供政策法规咨询服务和技术指导、加快推进人员招聘与培训工作，提升审评员的专业素养和审评检查质量、完善制度建设
2	检查检验中心	上海药品审评核查中心	承担国家药品监督管理局委托的药品审评核查任务、承担本市药品有关行政许可事项的技术审评和现场核查等工作
3	CXO平台	澎立生物（CRO）	提供药物临床前评价的一站式服务包括药理药效、药代动力学、毒理学及生物样品分析等服务
		皓元医药（CDMO）	药物发现阶段的分子砌块和工具化合物的研发，以及药物开发阶段的小分子药物CDMO服务、原料药和中间体的工艺研究和生产
4	公共实验室	张江公共仪器平台	提供质谱分析、高分子聚合物GPC分析与分离纯化、核磁共振与光谱分析、透射电镜分析、扫描电镜分析、原子力与光学显微成像分析、性能分析等服务
		张江生物芯片共享实验室创新中心	入驻企业可优先享受大园区10个技术服务平台的技术服务，包括生物样本库、单细胞测序、空间转录组、免疫检测等
5	孵化平台	嘉铭巢生：张江生命科学园	提供灵活定制的分子生化、分析、细胞培养实验室，实用的共享仪器平台，驻场技术支持和实验培训服务，以及上游研发服务等

数据来源：公开资料整理

（4）产业配套
①政策扶持

表2-40　张江生物医药基地医药产业相关扶持政策

发布日期	发布单位	政策文件名称	相关重点内容
2023年1月	上海市浦东新区人民政府	《张江科学城扩区提质三年行动方案（2022—2024）》	1. 在原来95平方公里城市规划改为220平方公里 2. 重点打造生物医药为主导产业之一，推进新药研发，完善药物研发服务机构，建立细胞和基因治疗全产业链

续表

发布日期	发布单位	政策文件名称	相关重点内容
2023年8月	上海市科学技术委员会	《上海市促进基因治疗科技创新与产业发展行动方案（2023—2025年）》	1. 提升创新策源能力。开展基础研究布局、进行关键核心技术攻关和关键设备材料自主研制 2. 提升临床研究转化能力。建设若干基因治疗及相关领域临床医学研究中心、优化审批程序、提升公共服务能力 3. 完善保障制度。对符合基因治疗产品和企业进行补贴和减税、加强人才引进
2023年9月	上海市经济和信息化委员会	《上海市加快生物医药智造空间建设行动计划》	1. 集中建设一批大体量、高承载的生物医药智造空间载体 2. 加强生物医药产业标准厂房设计指引，构建创新链和产业链深度融合、个性化和集群化高效协同的产业发展新格局 3. 设立生物医药招投联动基金，加速优质项目引进；对重点项目进行资金补贴
2023年10月	上海市人民政府	《上海市加快合成生物创新策源 打造高端生物制造产业集群行动方案（2023—2025年）》	1. 重点聚焦生物医药、先进材料、化妆品原料、生物燃料和生物降解材料等方面 2. 加强有关的实验室升级，鼓励基础与应用研究，推动自动化和数字化的应用 3. 提供资金补贴、加强培养生物领域高端人才

数据来源：公开资料整理

②产业基金

浦东生物医药子基金，设立于2022年，主要投向生物医药领域，促进了企业的快速成长和发展，还推动了生物医药产业的持续创新和升级。

张科禾苗基金，设立于2023年，旨在推动"孵化+投资"深度融合上的重要探索，补足生命健康产业科技创新从0到1的资本短板。主要的投资领域张江生命健康领域的种子期和初创期企业，聚焦创新药、医疗器械、细胞&基因治疗、医疗服务等优势赛道。

3. 苏州生物医药产业园

（1）简介

苏州生物医药产业园成立于2007年6月，截至目前，已建成载体118万平方米。致力于形成生物医药、诊断技术和医疗器械、生物医药研发服务外包、纳米技术等几大产业集群。该园区的主管单位是苏州工业园区管委会。期间，苏州生物医药产业园在生物医药领域取得显著成绩，获得国家战略性新兴产业集群评价优秀、中国最佳生物医药产业园区TOP10、国家第三代半导体技术创新中心和国家生物药技术创新中心等荣誉。

（2）发展情况

截至2022年10月，苏州生物医药产业园注册企业达到2203家，其中生物医药企业数量为811家，约占37%。其代表性企业有：博瑞生物医药（苏州）股份有限公司（上市公司，行业内知名度较高，专注于生物医药领域的高新技术企业，涉及原料药、制剂和生物药等多个领域）、礼来苏州制药有限公司（知名的制药企业，主要从事糖尿病、肿瘤、免疫、疼痛、神经退行性疾病、COVID-19、中枢神经、骨质疏松等领域的药品研发和生产）。

（3）专业服务平台

表2-41　苏州生物医药产业园专业服务平台

序号	平台类型	平台名称	平台简述
1	药监局分中心	江苏省药品监督管理局审评核查苏州分中心	负责药品、医疗器械和化妆品审评核查工作、检查员培养和推荐和相关的生产许可证办理登记业务
2	检查检验中心	苏州市药品检验检测研究中心生物制品检测基地	覆盖生物药产品生命周期的多个环节，为辖区内数十家生物药企业提供高效检测服务
3	CXO平台	国信医药（CRO）	为创新药、生物制品提供临床研究服务与注册申报的整体解决方案
		凯斯艾生物（CDMO）	建立小动物综合性临床前药效及成药性评价平台
		药明海德（CDMO）	提供包括病毒载体疫苗、减毒活疫苗、mRNA疫苗等多种类型疫苗的研发和生产服务
4	物流仓储中心	苏州物流中心	主要负责现代物流园（包括园区综合保税区）的开发建设，并配合承担区域内招商引资、功能培训和产业引领工作；涵盖了第三方物流、报关报检、现代物流仓储等多个方面
5	公共实验室	格力美特共享实验室	提供共享空间、运营管理、仪器设备、研发服务、验证咨询等服务

数据来源：公开资料整理

（4）产业配套
①政策扶持

表2-42 苏州生物医药产业园医药产业相关扶持政策

发布日期	发布单位	政策文件名称	相关重点内容
2022年7月	苏州市人民政府	《苏州市生物医药产业创新集群建设实施方案》	1. 重点推进医药创新、高端医疗器械的研发、CXO企业的发展 2. 促进生物技术和信息技术的深度应用 3. 完善产业链配套、商贸供应链和医疗健康服务
2022年11月	苏州工业园区	《苏州工业园区医疗器械产业攻坚行动文案（2023—2025）》	1. 对体外诊断、植介入器械和影像设备等领域重点扶持 2. 出台奖金奖励、税收优惠和融资支持等一系列的措施
2023年2月	江苏省药品监督管理局	《深化"面对面"对接服务推动苏州生物医药领域经济运行率先整体好转十五条政策措施》	1. 持续优化监管服务。提供便捷高效服务，实现前端帮扶 2. 构建产业发展良好格局。对重点领域进行帮扶，推动苏州医药产业高质量发展

数据来源：公开资料整理

②产业基金

江苏省生物医药（苏州）产业专项母基金，设立于2024年，总规模达到60亿元。江苏省生物医药（苏州）产业专项母基金聚焦于创新药、医药研发、医疗器械、医疗服务、合成生物学等领域。该基金旨在陪伴创新能力强、发展潜力大的生物医药企业不断成长，为生物医药产业的发展提供强有力的资金支持。

苏州苏创生物医药大健康创业投资基金，设立于2024年。总规模达到50亿元，首关规模5亿元。重点投资苏州各类生物医药大健康领域的早期优质项目和领军人才项目，包括园区生物医药、虎丘区医疗器械、昆山市小核酸药物和大型医疗设备、吴中区生物制药、吴江区合成生物学等产业。

（四） 产业高质量发展总结及趋势

国务院于2015年8月9日颁布的《国务院关于改革药品医疗器械审评审批制度的意见》（国发〔2015〕44号），为药品医疗器械行业指明了新的发展方向。该政策确立了五大核心目标：提升审评审批质量、缓解注册申请积压、提高仿制药品质、鼓励新药研究与创新、增强审评审批的透明度。得益于这一政策的推动，从2015年到2023年，国内创新药License-in和License-out交易数量呈现出显著的增长趋势。

在引进创新药物（License-in）方面，根据医药魔方数据库数据，与往年相比，2023年License-in交易数量有所下降，但总金额与2022年基本持平。这主要得益于百济神州、华东医药等公司的支出。2023年国内共发生了超过180笔License-in交易，其中2/3交易的转让方是中国企业，这不仅加速了国内药品市场的更新换代，也显著提升了国内患者的用药水平。这些引进的创新药物往往携带着前沿的研发技术和管理经验，有助于国内企业在研发能力和管理水平上实现质的飞跃。

对外授权（License-out）方面，根据医药魔方数据库数据，2018年中国企业License-out事件数量为24件，披露的交易金额为12亿美元；到了2022年，License-out事件数量增加到75件，披露的交易金额达到276亿美元。截至2023年12月19日，中国公司与海外公司达成了至少40项License-out授权合作，涉及近50款产品，其中至少13项合作的总金额在10亿美元以上，创下近年来的新高。国内创新药物通过License-out模式成功打入国际市场，这不仅为国内企业带来了资金支持，还显著提升了其国际影响力。License-out的成功案例激励了国内企业加大研发投入，促进了更多原创新药的研发和上市。

自《国务院办公厅关于推动药品集中带量采购工作常态化制度化开展的意见》（国办发〔2021〕2号）2021年发布后，明确了药品集中带量采购的总体要求、基本原则、覆盖范围、采购规则等，不仅促进了创新药物的研发与市场准入，还提高了药品的可及性和可负担性，优化了药品市场结构。此外，医保政策支持创新药品的多元支付方式，减轻患者用药负担，同时提升了医疗服务的精细化管理水平，推动药品生产企业提升产品质量和生产管理水平。2021—2022年，零售终端从业人数为50.5万人，同比增长5.43%，药品销售额为3011.4亿元，同比增长15.81%。

随着国家政策的持续引导，药品产业正朝着国际化、创新驱动、绿色发展和智能化升级等方向稳步发展。产业链整合将不断优化，形成更为紧密的产业生态，药品产业将迎来更加健康、可持续的高质量发展阶段。

二、医疗器械行业

（一） 组织结构分析

1. 组织结构概况

据《中国基本单位统计年鉴》数据显示，截至2022年底，中国医疗器械行业相关领域企业法人单位数达到34028个。2020年疫情期间中国医疗器械制造业企业法人单位新成立注册数量明显增加，当年新增5263家（见表2-43、图2-45）。

表2-43　1996—2022年中国医疗器械行业相关领域以成立时间分组的企业法人单位数

年度	医疗仪器设备及器械制造企业法人单位数（个）
1996	115
1997	149
1998	177
1999	210
2000	256
2001	347
2002	379
2003	425
2004	484
2005	479
2006	515
2007	475
2008	462
2009	639
2010	808

续表

年度	医疗仪器设备及器械制造企业法人单位数（个）
2011	818
2012	845
2013	1236
2014	1455
2015	1529
2016	1986
2017	2395
2018	2477
2019	2386
2020	5263
2021	3354
2022	3247
截至2022年底企业法人单位数存量	34028

数据来源：国家统计局，《中国基本单位统计年鉴》

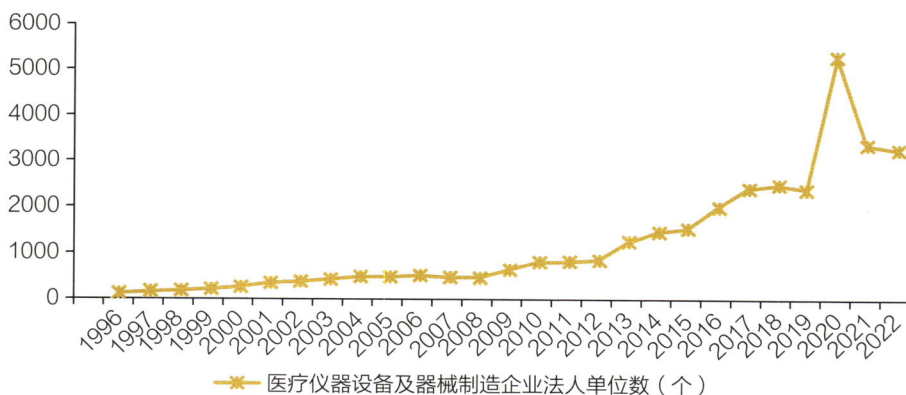

图2-45　1996—2022年中国医疗器械行业注册成立的企业法人单位数

数据来源：国家统计局，《中国基本单位统计年鉴》

　　据《中国科技统计年鉴》数据显示，"十二五"和"十三五"期间医疗仪器设备及器械制造企业数增长迅速，并于2018年"医疗诊断、监护及治疗设备制造"和"医疗、外科等器械制造"的子行业列入国家统计局统计范畴❷,"十三五"期间得到较快增长。2018—2022年期间医疗仪器设备及器械制造、"医疗诊断、监护及治疗设备制造""医疗、外科等器械制造"年均复合增长率分别为16.06%、17.86%和11.58%(见表2-44、图2-46)。

表2-44 2011—2022年中国医疗仪器设备及器械制造子行业企业数

年度	医疗仪器设备及器械制造(个)	医疗诊断、监护及治疗设备制造(个)	医疗、外科等器械制造(个)
2011	878	—	—
2012	974	—	—
2013	1084	—	—
2014	1196	—	—
2015	1310	—	—
2016	1449	—	—
2017	1548	—	—
2018	1665	481	482
2019	1853	546	504
2020	2369	709	619
2021	2701	819	683
2022	3021	928	747

数据来源:国家统计局,《中国科技统计年鉴》;

备注:1. 数据口径为规模以上工业企业;

2. 2011—2017年医疗诊断和医疗外科企业子行业未统计

---

❷ 国家统计局于2018年开始统计"医疗诊断、监护及治疗设备制造"和"医疗、外科等器械制造"的医疗器械制造业两子行业的数据。

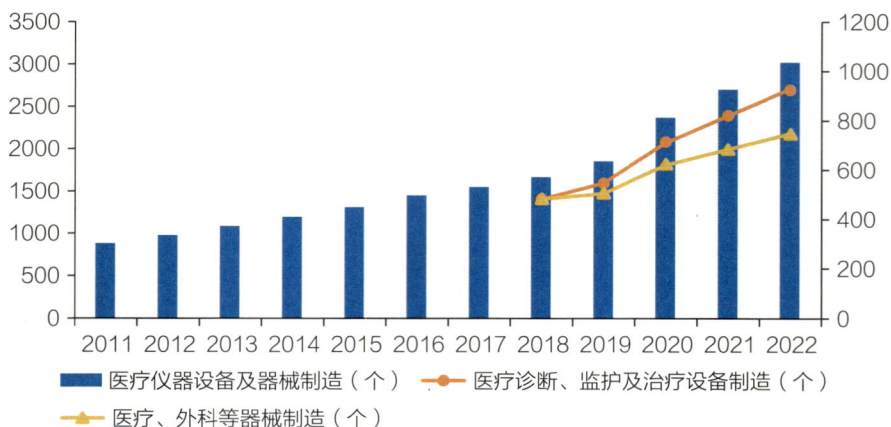

图2-46　2011—2022年中国医疗仪器设备及器械制造子行业企业数

数据来源：国家统计局，《中国科技统计年鉴》；

备注：1. 数据口径为规模以上工业企业；

2. 2011—2017年医疗诊断和医疗外科企业子行业未统计

2. 生产企业

（1）生产企业注册资本

截至2023年底，中国医疗器械生产企业的注册资本集中分布在2000万元以下，占比超过80%；注册资本分布在2000万元及以上，且在1亿元以内的医疗器械生产企业占比在15%左右；注册资本在1亿元及以上的医疗器械生产企业占比为3.67%（见表2-45、图2-47）。

表2-45　截至2023年底中国医疗器械生产企业数量按注册资本区间分布

注册资本区间	生产企业数量占比
[0，0.2）亿元	81.53%
[0.2，0.5）亿元	9.81%
[0.5，1）亿元	4.98%
[1，3）亿元	2.69%
[3，5）亿元	0.50%
[5，10）亿元	0.33%
10亿元及以上	0.16%

数据来源：国家药监局官网查询及企业工商信息统计

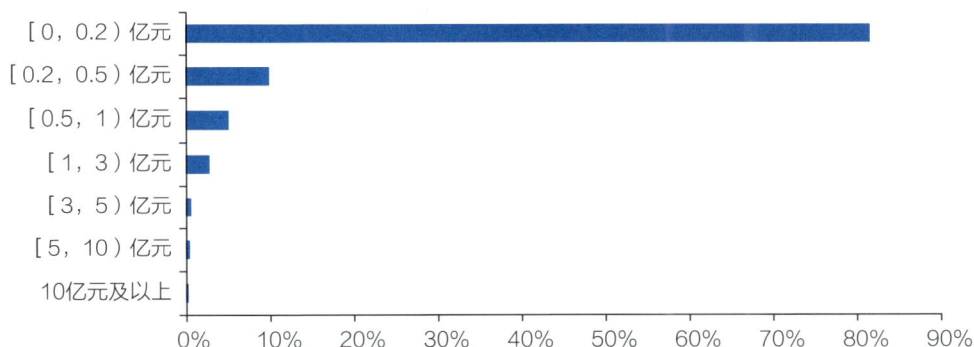

图2-47　截至2023年底中国医疗器械生产企业数量按注册资本区间分布

数据来源：国家药监局官网查询及企业工商信息统计

（2）生产企业品类结构

截至2023年底，中国医疗器械生产企业主要分布在注输、护理和防护器械、物理治疗器械、口腔科器械、临床检验器械、体外诊断试剂产品大类中，占比合计达到58.13%（见表2-46、图2-48）。

表2-46　截至2023年底中国医疗器械生产企业数量细分分布

产品大类	生产企业数量占比
注输、护理和防护器械	25.69%
物理治疗器械	10.21%
口腔科器械	8.28%
临床检验器械	7.64%
体外诊断试剂	6.31%
医用成像器械	4.43%
骨科手术器械	4.39%
无源手术器械	3.91%
患者承载器械	3.90%
医用诊察和监护器械	3.82%
中医器械	3.73%
妇产科、辅助生殖和避孕器械	3.72%
医用康复器械	3.59%
呼吸、麻醉和急救器械	3.30%
有源手术器械	1.41%

续表

产品大类	生产企业数量占比
眼科器械	1.34%
医用软件	1.34%
神经和心血管手术器械	0.90%
无源植入器械	0.64%
医疗器械消毒灭菌器械	0.57%
输血、透析和体外循环器械	0.50%
放射治疗器械	0.34%
有源植入器械	0.03%

数据来源：国家药监局官网查询

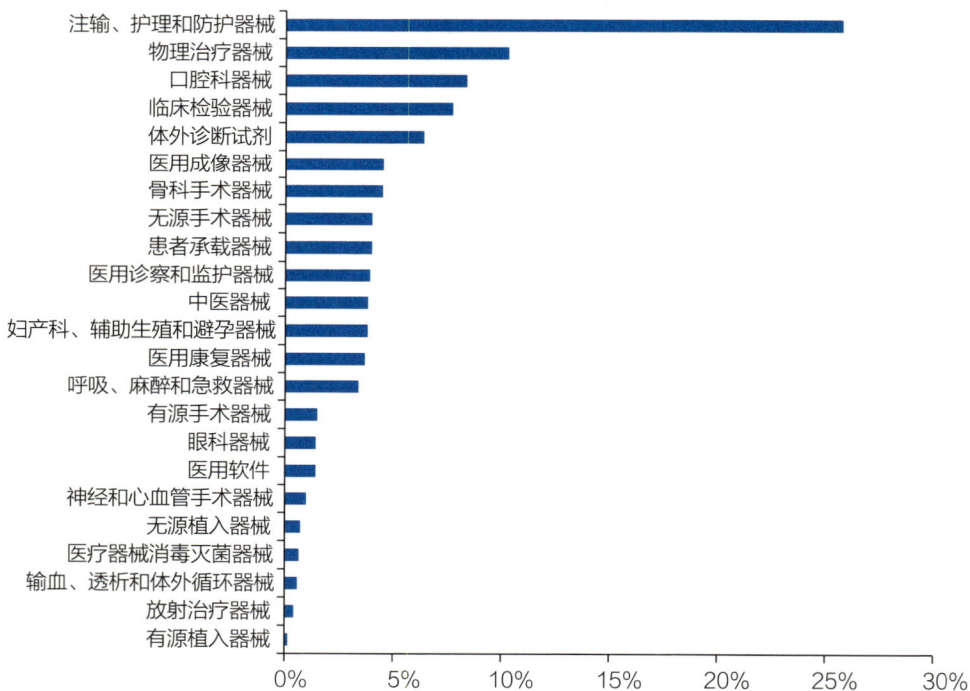

图2-48　截至2023年底中国医疗器械生产企业数量细分分布

数据来源：国家药监局官网查询

3. 商业流通

（1）经营企业注册资本

截至2023年底，中国医疗器械经营企业的注册资本高度集中分布在

2000万元以下，占比超过95%；注册资本分布在2000万元及以上，且在1亿元以内的医疗器械经营企业占比在3%左右；注册资本在1亿元及以上的医疗器械经营企业占比为0.58%（见表2-47、图2-49）。

表2-47　截至2023年底中国医疗器械经营企业数量按注册资本区间分布

注册资本区间	经营企业数量占比
[0，0.2）亿元	96.59%
[0.2，0.5）亿元	1.81%
[0.5，1）亿元	1.02%
[1，3）亿元	0.42%
3亿元及以上	0.16%

数据来源：国家药监局官网查询及企业工商信息统计

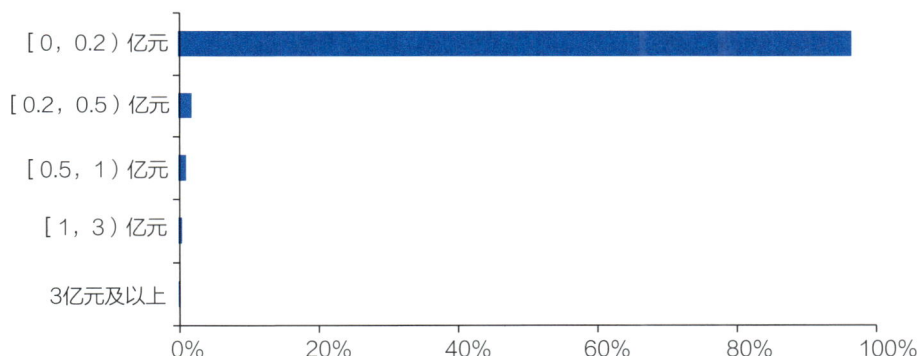

图2-49　截至2023年底中国医疗器械经营企业数量按注册资本区间分布
数据来源：国家药监局官网查询及企业工商信息统计

（2）经营企业类型分布

截至2023年底，中国医疗器械经营企业经营主体类型主要为经销商、药店和零售商，占比合计达到98.77%，极少数为眼镜店、医疗机构、科研机构等（见表2-48、图2-50）。

表2-48　截至2023年底中国医疗器械经营企业数量按经营主体类型分布

经营主体	经营企业数量占比
经销商	48.16%
药店	38.84%
其他	13.00%

数据来源：国家药监局官网查询

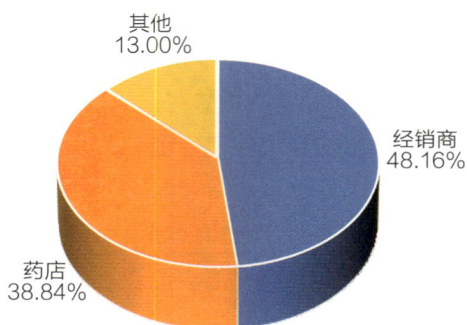

图2-50 截至2023年底中国医疗器械经营企业数量按经营主体类型分布

数据来源：国家药监局官网查询

（3）流通品类结构

根据《2023年药品流通行业运行统计分析报告》数据计算，2023年按销售品类分类中，医疗器材类占比达到92.13%，化学试剂类占比达到6.74%。2023年，医药流通直报企业B2C业务（网络药品零售销售）中，医疗器材类的占比达到94.54%，化学试剂类、玻璃仪器类占比分别为4.92%和0.55%（见表2-49、图2-51、图2-52）。

表2-49 2023年中国医药流通行业销售品类中医疗器械产品结构情况

序号	品类	销售品类比例	B2C（网络药品零售）比例
1	医疗器材类	92.13%	94.54%
2	化学试剂类	6.74%	4.92%
3	玻璃仪器类	1.12%	0.55%

数据来源：基于《2023年药品流通行业运行统计分析报告》计算

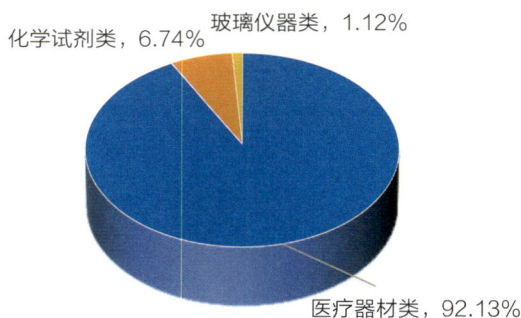

图2-51 2023年中国医药流通行业销售品类中医疗器械产品结构情况

数据来源：基于《2023年药品流通行业运行统计分析报告》计算

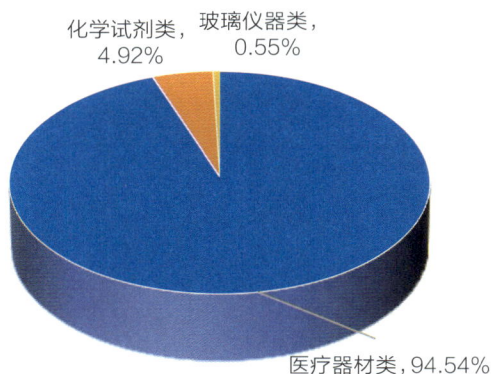

图2-52 2023年中国医药流通直报企业B2C（网络药品零售）品类中
医疗器械产品结构情况

数据来源：基于《2023年药品流通行业运行统计分析报告》计算

（4）实体药店经营情况

2023年，中国实体药店（含药品和非药品）中医疗器械类产品销售规模达到361.28亿元，同比下降9.1%，2019—2023年期间销售规模年均复合增长率达到10%。近三年，中国实体药店（含药品和非药品）医疗器械类产品销售规模占比维持在6%左右（见表2-50、图2-53）。

表2-50 2019—2023年中国实体药店销售医疗器械类产品规模及占比变化情况

年度	医疗器械类产品销售规模（亿元）	医疗器械类产品销售规模同比增速	医疗器械类产品销售规模占比
2019	246.97	—	4.6%
2020	490.69	98.7%	8.8%
2021	348.68	−28.9%	6.1%
2022	397.61	14.0%	6.5%
2023	361.28	−9.1%	5.8%

数据来源：国家药品监督管理局南方医药经济研究所

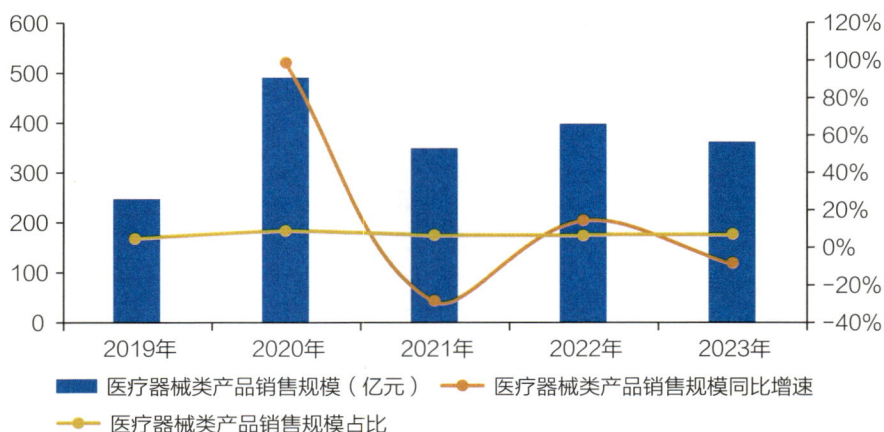

图2-53 2019—2023年中国实体药店销售医疗器械类产品规模及占比变化情况

数据来源：国家药品监督管理局南方医药经济研究所

（二）生产经营分析

1. 生产经营情况

据《中国科技统计年鉴》数据显示，"十二五"期间我国医疗器械制造业持续增长，基于《国务院关于改革药品医疗器械审评审批制度的意见》（国发〔2015〕44号）和2017年中共中央办公厅 国务院办公厅印发的《关于深化审评审批制度改革鼓励药品医疗器械创新的意见》等政策背景，"十三五"期间医疗仪器设备及器械制造业企业数量得到稳步提升，"十三五"期末数量达到2369个。在2022年，中国医疗仪器设备及器械制造业企业数量达到3021个，营业收入和利润总额稳定增长，2011—2022年期间年均复合增长率分别为11.89%、12.63%和17.17%（见表2-51、图2-54）。

表2-51 2011—2022年中国医疗仪器设备及器械制造生产经营（营业收入和利润）情况

年度	企业数（个）	营业收入（亿元）	利润总额（亿元）
2011	878	1362.9	153.6
2012	974	1602.0	187.1
2013	1084	1853.6	201.1
2014	1196	2182.6	237.2

续表

年度	企业数（个）	营业收入（亿元）	利润总额（亿元）
2015	1310	2431.0	246.0
2016	1449	2868.0	331.0
2017	1548	2817.0	326.0
2018	1665	2610.0	362.0
2019	1853	2897.0	418.0
2020	2369	4059.0	725.0
2021	2701	4565.0	810.0
2022	3021	5042.2	877.9

数据来源：国家统计局，《中国科技统计年鉴》

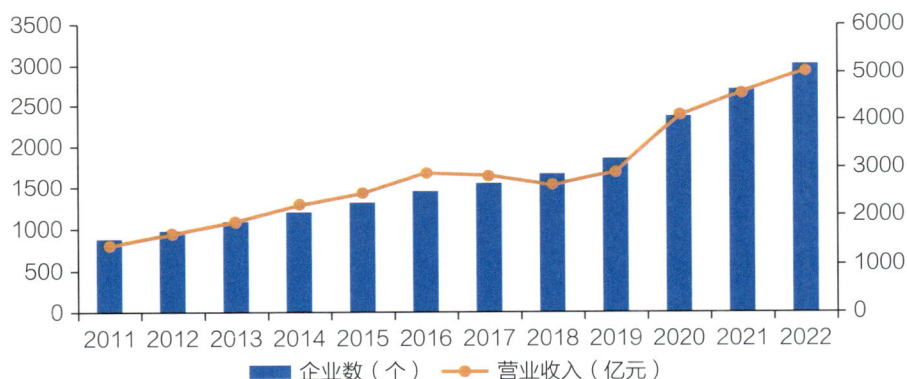

图2-54 2011—2022年中国医疗仪器设备及器械制造生产经营（营业收入）情况

数据来源：国家统计局，《中国科技统计年鉴》

据《中国工业统计年鉴》数据显示，2022年，我国医疗仪器设备及器械制造业固定资产净额为1102.39亿元、营业利润875.82亿元，亏损企业亏损额113.75亿元；销售费用、管理费用、财务费用分别为484.72亿元、745.21亿元和-29.14亿元。2019至2022年，我国医疗仪器设备及器械制造业固定资产和营业利润持续增长，平均用工人数维持50万-60万人左右，亏损企业亏损额增加；销售费用和管理费用持续增长，年均复合增长率分别为19.66%、23.66%（见表2-52、图2-55、图2-56）。

表2-52 2019—2022年中国医疗仪器设备及器械制造固定资产、
经营费用等生产经营情况

年度	固定资产净额（亿元）	营业利润（亿元）	平均用工人数（万人）	销售费用（亿元）	管理费用（亿元）	财务费用（亿元）	亏损企业亏损额（亿元）
2019	711.52	427.86	49.71	282.92	394.05	12.53	27.16
2020	846.96	730.09	55.91	357.46	528.16	39.24	38.27
2021	993.48	824.31	61.76	435.23	639.45	20.32	73.57
2022	1102.39	875.82	66.62	484.72	745.21	−29.14	113.75

数据来源：国家统计局，《中国工业统计年鉴》；
备注：固定资产采用的指标是固定资产净额

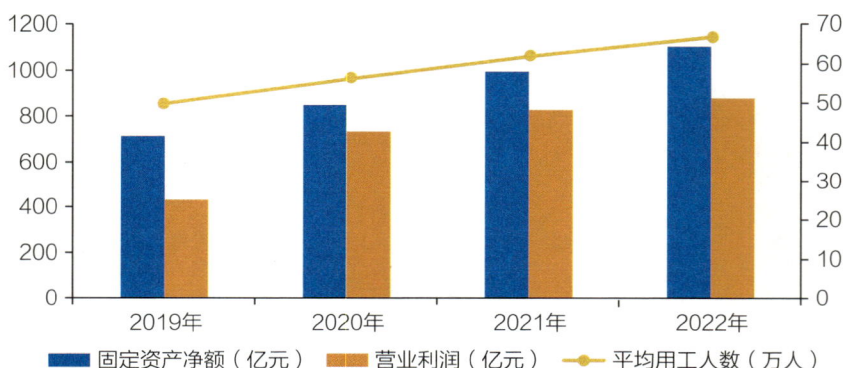

图2-55 2019—2022年中国医疗仪器设备及器械制造固定资产、营业利润和从业人数情况

数据来源：国家统计局，《中国工业统计年鉴》；

备注：固定资产采用的指标是固定资产净额

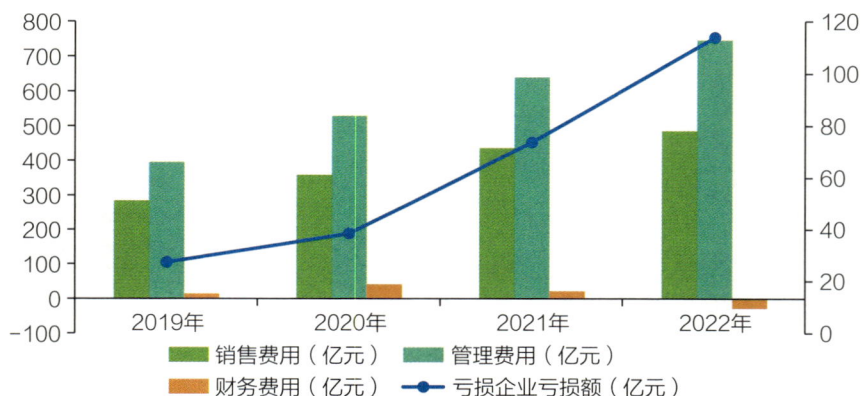

图2-56 2019—2022年中国医疗仪器设备及器械制造销售、管理和财务费用及亏损额情况

数据来源：国家统计局，《中国工业统计年鉴》

在中国医疗仪器设备及器械制造子行业中,"医疗诊断、监护及治疗设备制造""医疗、外科等医用器械制造"、其他医疗设备及器械制造等子行业在固定资产净额、营业利润、平均用工人数、销售费用、管理费用、亏损企业亏损额等生产经营指标中的占比均较高(见表2-53、图2-57、图2-58)。

表2-53　2022年中国医疗仪器设备及器械制造及其子行业固定资产、
经营费用等生产经营情况

行业	固定资产净额(亿元)	营业利润(亿元)	平均用工人数(万人)	销售费用(亿元)	管理费用(亿元)	财务费用(亿元)	亏损企业亏损额(亿元)
医疗仪器设备及器械制造	1102.39	875.82	66.62	484.72	745.21	−29.14	113.75
医疗诊断、监护及治疗设备制造	378.47	453.72	19.03	215.58	328.70	−17.95	56.22
口腔科用设备及器具制造	20.64	11.27	1.55	7.18	13.32	−0.38	1.37
医疗实验室及医用消毒设备和器具制造	29.53	23.72	1.64	12.04	17.53	0.38	0.42
医疗、外科等器械制造	276.74	166.01	15.79	91.76	142.53	−5.67	19.90
机械治疗及病房护理设备制造	44.63	21.83	2.97	17.55	29.04	−0.55	2.68
康复辅具制造	53.64	29.32	4.10	31.64	30.93	−2.11	3.90
眼镜制造	118.09	33.44	11.02	16.90	43.13	0.63	2.88
其他医疗设备及器械制造	180.09	136.50	10.54	92.07	140.01	−3.50	26.39

数据来源:国家统计局,《中国工业统计年鉴》;
备注:固定资产采用的指标是固定资产净额

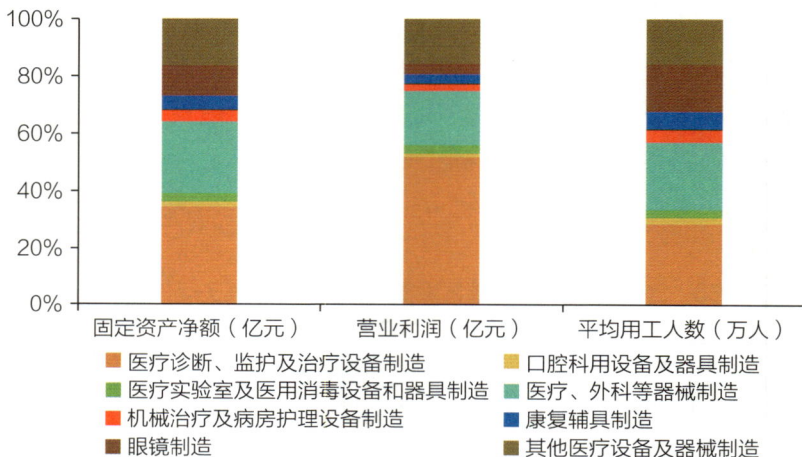

图2-57　2022年中国医疗仪器设备及器械制造子行业固定资产、利润和从业人数分布情况

数据来源：国家统计局，《中国工业统计年鉴》；

备注：固定资产采用的指标是固定资产净额

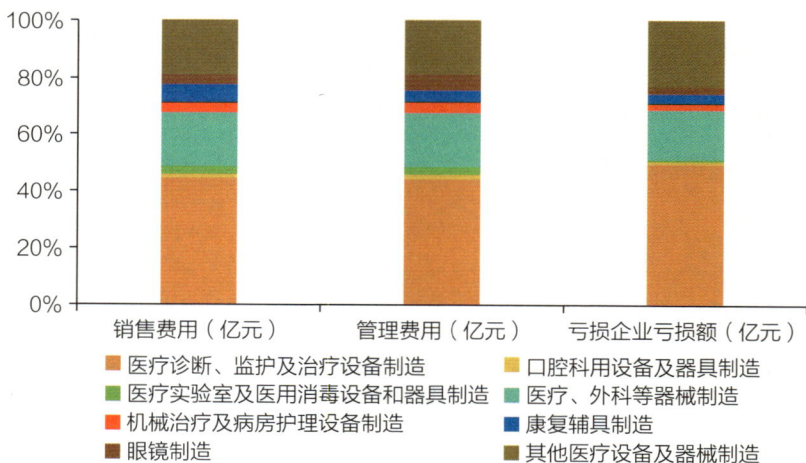

图2-58　2022年中国医疗仪器设备及器械制造子行业销售、管理费用及亏损额分布情况

数据来源：国家统计局，《中国工业统计年鉴》

2. 进出口贸易

（1）出口情况

①整体情况

2023年，我国医疗器械出口额达到535.50亿美元，同比下降21.35%。

2019—2023年期间年均复合增长率达到8.59%（见表2-54、图2-59）。

表2-54 2019—2023年中国医疗器械出口额及变化情况

年度	出口额（亿美元）	同比增速
2019	385.08	8.77%
2020	1176.48	205.52%
2021	809.73	−31.17%
2022	680.89	−15.91%
2023	535.50	−21.35%

数据来源：基于中国海关总署数据归类统计

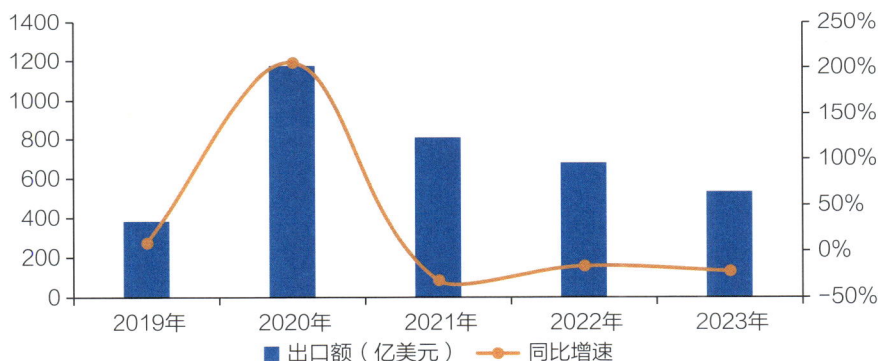

图2-59 2019—2023年中国医疗器械出口额及变化情况

数据来源：基于中国海关总署数据归类统计

②品类分布

从商品类别来看，2023年，我国医疗器械出口额最大的是医院诊断与治疗类，占比达到43.14%；其次是保健康复用品、医用敷料和一次性耗材，占比均在17%左右（表2-55、图2-60）。

表2-55 2023年中国各品类医疗器械出口额（亿美元）及占比分布情况

商品类别	出口额（亿美元）	占比
医院诊断与治疗	231.01	43.14%
保健康复用品	96.07	17.94%

续表

商品类别	出口额（亿美元）	占比
医用敷料	95.57	17.85%
一次性耗材	93.08	17.38%
口腔设备与材料	19.79	3.70%
合计	535.50	100.00%

数据来源：基于中国海关总署数据归类统计

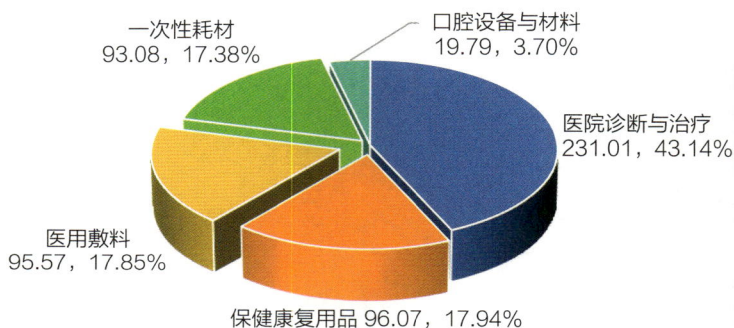

一次性耗材 93.08，17.38%
口腔设备与材料 19.79，3.70%
医院诊断与治疗 231.01，43.14%
医用敷料 95.57，17.85%
保健康复用品 96.07，17.94%

图2-60　2023年中国各品类医疗器械出口额（亿美元）及占比分布情况

数据来源：基于中国海关总署数据归类统计

（2）进口情况

①整体情况

2023年，我国医疗器械进口额达到494.03亿美元，同比下降1.55%。2019—2023年期间年均复合增长率达到5.59%（见表2-56、图2-61）。

表2-56　2019—2023年中国医疗器械进口额及变化情况

年度	进口额（亿美元）	同比增速
2019	397.45	12.74%
2020	417.11	4.95%
2021	502.09	20.37%
2022	501.81	-0.05%
2023	494.03	-1.55%

数据来源：基于中国海关总署数据归类统计

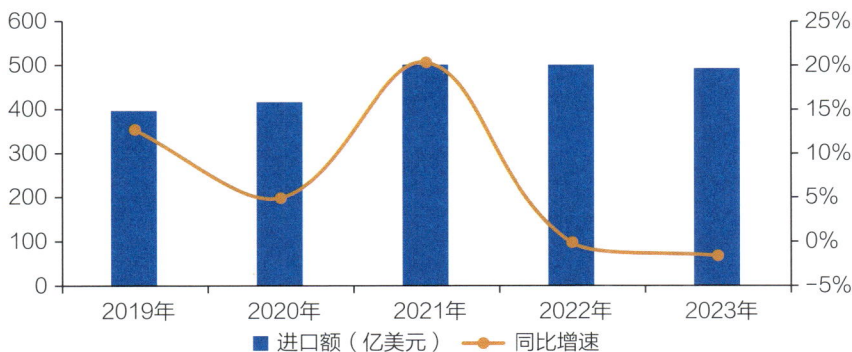

图2-61 2019—2023年中国医疗器械进口额及变化情况

数据来源：基于中国海关总署数据归类统计

②品类分布

从商品类别来看，2023年，我国医疗器械进口额最大的类别是医院诊断与治疗，占比达到84%左右；其次是一次性耗材，占比达到8.20%（见表2-57、图2-62）。

表2-57 2023年中国各品类医疗器械进口额（亿美元）及占比分布情况

商品类别	进口额（亿美元）	占比
医院诊断与治疗	415.24	84.05%
一次性耗材	40.49	8.20%
保健康复用品	16.89	3.42%
口腔设备与材料	14.31	2.90%
医用敷料	7.10	1.44%
合计	494.03	100.00%

数据来源：基于中国海关总署数据归类统计

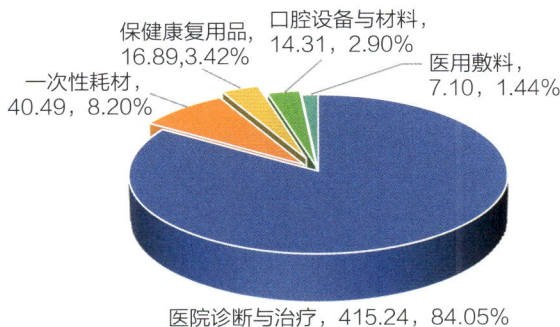

图2-62 2023年中国各品类医疗器械进口额（亿美元）及占比分布情况

数据来源：基于中国海关总署数据归类统计

3. 产业创新

（1）医械制造创新发展

我国医疗器械制造业创新发展的事实，来自于医疗仪器设备及器械制造业的研发、新产品开发、新产品专利申请和技术改造等方面。据《中国高技术产业统计年鉴》数据显示，"十二五""十三五"以及2021—2022年期间，医疗器械制造的研发机构数、研发人员折合全时当量和研发经费内部支出的研发三项指标增长平稳；新产品开发项目数、新产品开发经费支出和新产品销售收入的新产品开发三项指标增长平稳，特别是2019年以来的医疗器械新产品开发增长迅速；专利申请数和有效发明专利数的新产品专利指标增长平稳；医疗器械制造的技术改造经费支出、购买境内技术经费支出、技术引进经费支出和消化吸收经费支出的四项新产品技术指标中，技术改造经费支出2018年以来增长迅速，于2022年明显回落，购买境内技术经费支出增长平稳，技术引进经费支出在经过2018年、2019年和2020年增加迅速之后，于2021年陡然回落，又于2022年开始增加。因此，医疗器械制造业创新发展的指标体系，显示了我国医疗器械制造业创新发展事实，产品迭代升级和自主研发正逐步形成（见表2-58、表2-59、表2-60、表2-61、图2-63、图2-64、图2-65、图2-66）。

表2-58 2011—2022年中国医疗仪器设备及器械制造研发情况

年度	研发机构数（个）	研发人员折合全时当量（人年）	研发经费内部支出（万元）
2011	224	11115	298445
2012	391	13521	373870
2013	379	16065	486942
2014	436	16044	481492
2015	516	19172	663731
2016	613	20715	726982
2017	720	21256	735397
2018	739	26158	1014515
2019	875	30222	1088537
2020	1084	36010	1610221
2021	1239	39415	1816552
2022	1406	49649	2201284

数据来源：国家统计局，《中国高技术产业统计年鉴》；

备注：2017年数据缺失，采用算术平均值计算所得

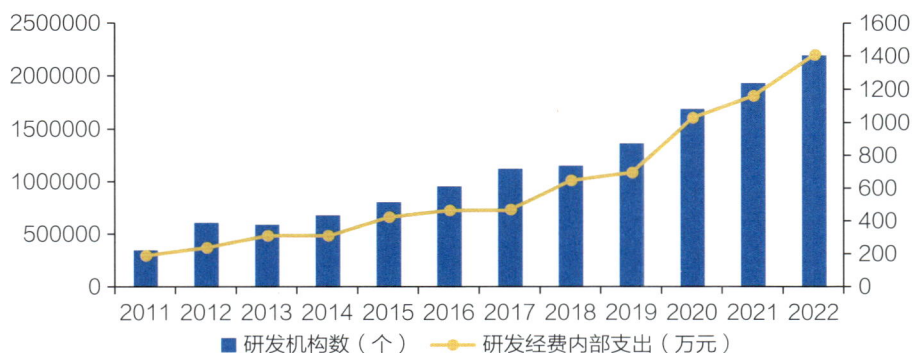

图2-63 2011—2022年中国医疗仪器设备及器械制造研发情况

数据来源：国家统计局，《中国高技术产业统计年鉴》；

备注：2017年数据缺失，采用算术平均值计算所得

表2-59 2011—2022年中国医疗仪器设备及器械制造新产品开发情况

年度	新产品开发项目（项）	新产品开发经费支出（万元）	新产品销售收入（万元）
2011	2262	379859	1499572
2012	2978	491805	2504121
2013	3338	610727	3014633
2014	3654	678544	3398094
2015	3437	816196	3799666
2016	4515	933322	4628268
2017	6055	1092395	5096125
2018	7100	1285805	7109769
2019	9240	1593935	6938507
2020	12432	2142214	12862348
2021	15962	2697910	14230507
2022	18914	3196469	16464751

数据来源：国家统计局，《中国高技术产业统计年鉴》；

备注：2017年数据缺失，采用算术平均值计算所得

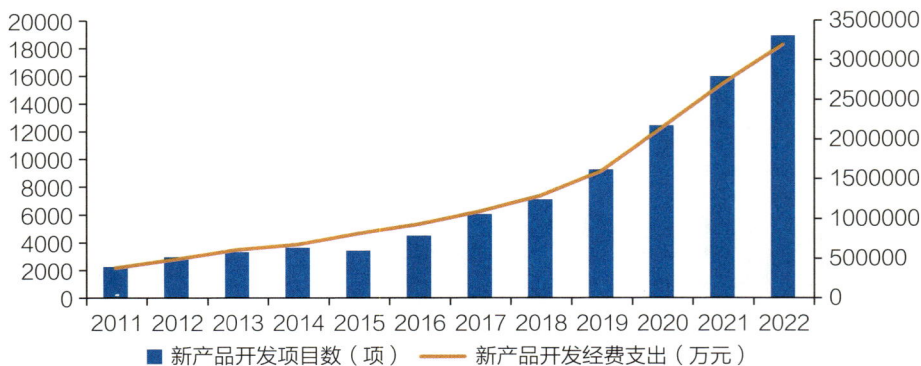

图2-64　2011—2022年中国医疗仪器设备及器械制造新产品开发情况

数据来源：国家统计局，《中国高技术产业统计年鉴》；

备注：2017年数据缺失，采用算术平均值计算所得

表2-60　2011—2022年中国医疗仪器设备及器械制造新产品专利申请情况

年度	专利申请数（件）	发明专利申请数（件）	有效发明专利数（件）
2011	2969	1127	2410
2012	4438	1534	3311
2013	6579	2310	4147
2014	7789	2612	5291
2015	7270	2811	8013
2016	7467	3106	10860
2017	9171	3887	12234
2018	12130	5053	16928
2019	14572	5928	17427
2020	20499	7704	25520
2021	24485	9239	26855
2022	26977	10045	32211

数据来源：国家统计局，《中国高技术产业统计年鉴》；

备注：2017年数据缺失，采用算术平均值计算所得

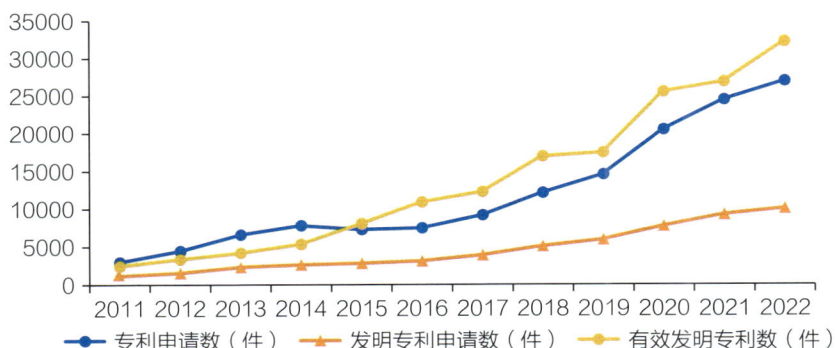

图2-65　2011—2022年中国医疗仪器设备及器械制造新产品专利申请情况

数据来源：国家统计局，《中国高技术产业统计年鉴》；

备注：2017年数据缺失，采用算术平均值计算所得

表2-61　2011—2022年中国医疗仪器设备及器械制造技术改造和引进费用情况

年度	技术改造经费支出（万元）	购买境内技术经费支出（万元）	技术引进经费支出（万元）	消化吸收经费支出（万元）
2011	33785	1407	4960	71673
2012	63050	1822	4451	94782
2013	54194	1546	1817	111441
2014	45875	1449	2613	87301
2015	36295	1346	1607	85961
2016	39566	699	1643	71882
2017	29179	192	2762	78535
2018	41507	5878	54947	168
2019	74203	5384	39266	499
2020	95773	10718	57262	217
2021	153328	6505	2825	58272
2022	73415	8637	4480	500

数据来源：国家统计局，《中国高技术产业统计年鉴》；

备注：2017年数据缺失，采用算术平均值计算所得

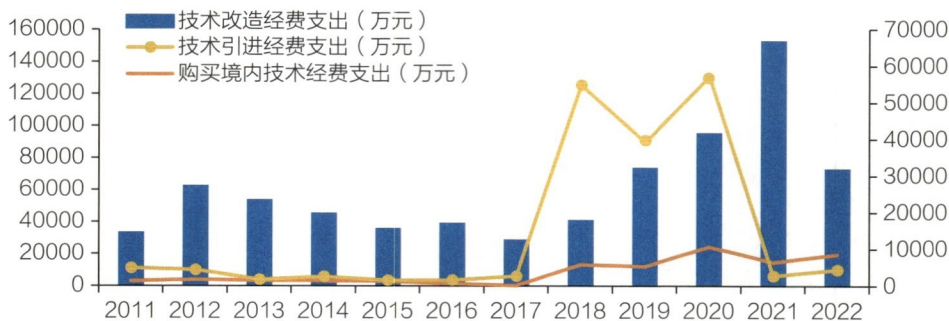

图2-66　2011—2022年中国医疗仪器设备及器械制造技术改造和引进费用情况

数据来源：国家统计局，《中国高技术产业统计年鉴》；

备注：2017年数据缺失，采用算术平均值计算所得

（2）医疗器械专利情况

2023年，我国医疗器械类专利公开总量达到228693件，同比下降19.05%。其中，发明专利授权量同比下降6.15%，实用新型同比下降27.9%，外观设计同比下降32.63%。从产品类别来看，注输、护理和防护器械、医用成像器械、临床检验器械、无源手术器械、呼吸、麻醉和急救器械、医用康复器械、骨科手术器械等产品专利申请数量均超过10000件（见表2-62、图2-67）。

表2-62　2023年中国各类医疗器械专利公开数量

排名	产品大类	专利申请数量（件）
1	注输、护理和防护器械	31091
2	医用成像器械	16494
3	临床检验器械	16455
4	无源手术器械	16326
5	呼吸、麻醉和急救器械	14014
6	医用康复器械	13498
7	骨科手术器械	12329
8	神经和心血管手术器械	9666
9	物理治疗器械	9525
10	医疗器械消毒灭菌器械	8999
11	医用诊察和监护器械	8815

续表

排名	产品大类	专利申请数量（件）
12	口腔科器械	7880
13	有源手术器械	7646
14	患者承载器械	7266
15	中医器械	6080
16	输血、透析和体外循环器械	5000
17	无源植入器械	3242
18	眼科器械	3221
19	医用软件	3071
20	妇产科、辅助生殖和避孕器械	2897
21	放射治疗器械	2043
22	体外诊断试剂	841
23	有源植入器械	566

数据来源：医学装备知识产权联盟；

备注：本表累计总数大于公开量，是因为有些专利可能被分为多个类别

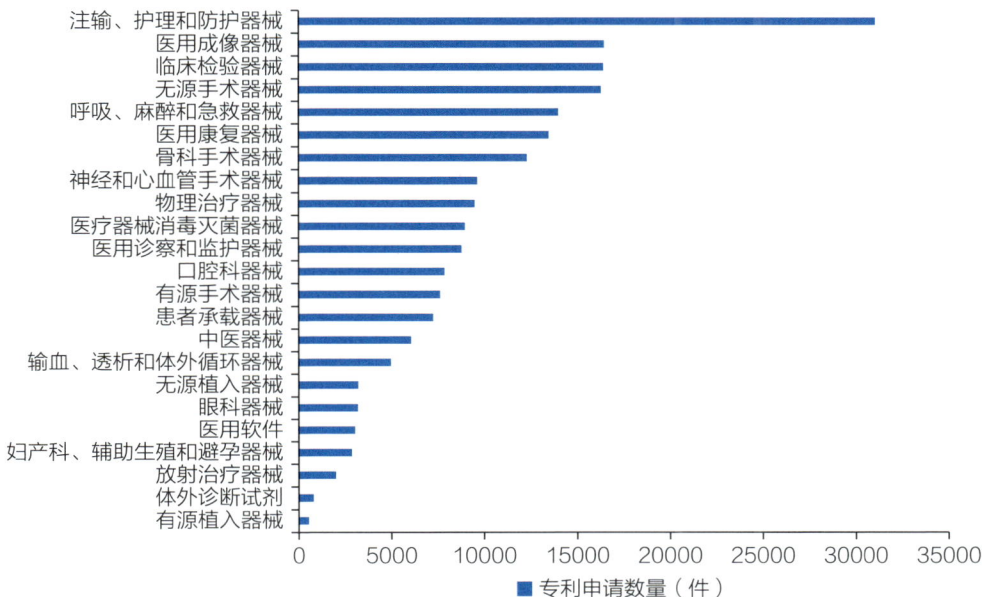

图2-67 2023年中国各类医疗器械专利公开数量

数据来源：医学装备知识产权联盟；

备注：本图累计总数大于公开量，是因为有些专利可能被分为多个类别

2023年，我国企业申请人医疗器械专利公开总量占据过半份额，占比为51.13%，其次为医院和院校（见表2-63、图2-68）。

表2-63 2023年中国按申请人所属类别统计医疗器械专利公开数量及占比

申请人类型	专利公开数量（件）	占比
企业	118969	51.13%
医院	58253	25.04%
院校	27164	11.67%
个人	20763	8.92%
研究机构	6811	2.93%
机关团体	713	0.31%
合计	232673	100.00%

数据来源：医学装备知识产权联盟；

备注：本表累计总数大于公开量，是因为有些专利可能被分为多个类别

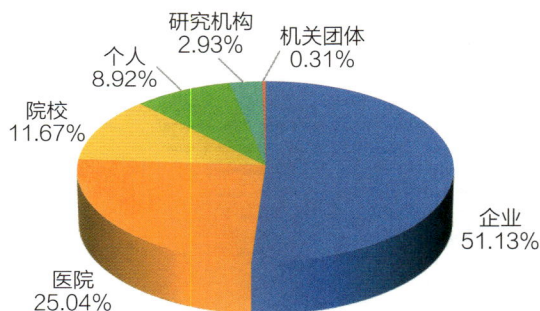

图2-68 2023年中国按申请人所属类别统计医疗器械专利公开数量及占比

数据来源：医学装备知识产权联盟；

备注：本图累计总数大于公开量，是因为有些专利可能被分为多个类别

（3）研发强度

①整体情况

据《中国高技术产业统计年鉴》数据显示，"十二五""十三五"期间，医疗器械制造研发强度持续增强，2022年我国医疗仪器设备及器械制造经费强度为0.0441，人员强度为0.1268。2011—2022年期间经费强度均未达到5%，人员强度首次超过10%。从医疗仪器设备及器械制造子行业来看，2018—2022年，医疗诊断、监护及治疗设备制造的人员强度维持在

10%左右，2022年达到16.47%，经费强度维持在5%左右；医疗、外科等器械制造的人员强度增长至10%以上，经费强度维持在3%左右（见表2-64、表2-65、图2-69、图2-70）。

表2-64 2011—2022年中国医疗仪器设备及器械制造业研发强度情况

年度	经费强度	人员强度
2011	0.0219	0.0460
2012	0.0233	0.0519
2013	0.0263	0.0566
2014	0.0221	0.0541
2015	0.0273	0.0621
2016	0.0253	0.0625
2017	0.0261	0.0608
2018	0.0389	0.0710
2019	0.0376	0.0779
2020	0.0397	0.0787
2021	0.0398	0.0773
2022	0.0441	0.1268

数据来源：国家统计局，《中国高技术产业统计年鉴》；

备注：1. 2017年数据缺失，采用算术平均值计算所得；

2. 经费强度=研发经费内部支出/营业收入，人员强度=研发人员/平均用工人数

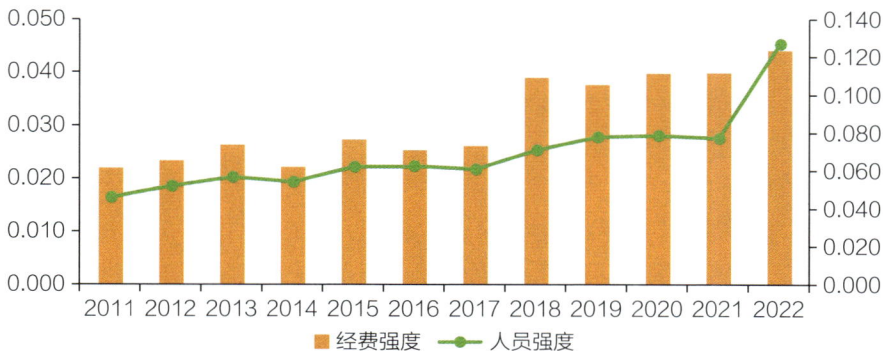

图2-69 2011—2022年中国医疗仪器设备及器械制造业研发强度情况

数据来源：国家统计局，《中国高技术产业统计年鉴》；

备注：1. 2017年数据缺失，采用算术平均值计算所得；

2. 经费强度=研发经费内部支出/营业收入，人员强度=研发人员/平均用工人数

表2-65 2018—2022年中国医疗仪器设备及器械制造子行业研发强度情况

年度	医疗诊断、监护及治疗设备制造		医疗、外科等器械制造	
	经费强度	人员强度	经费强度	人员强度
2018	0.0520	0.0985	0.0297	0.0548
2019	0.0473	0.1078	0.0312	0.0620
2020	0.0482	0.1045	0.0335	0.0659
2021	0.0439	0.0968	0.0392	0.0718
2022	0.0488	0.1647	0.0363	0.1069

数据来源：国家统计局，《中国高技术产业统计年鉴》；

备注：经费强度=研发经费内部支出/营业收入，人员强度=研发人员/平均用工人数

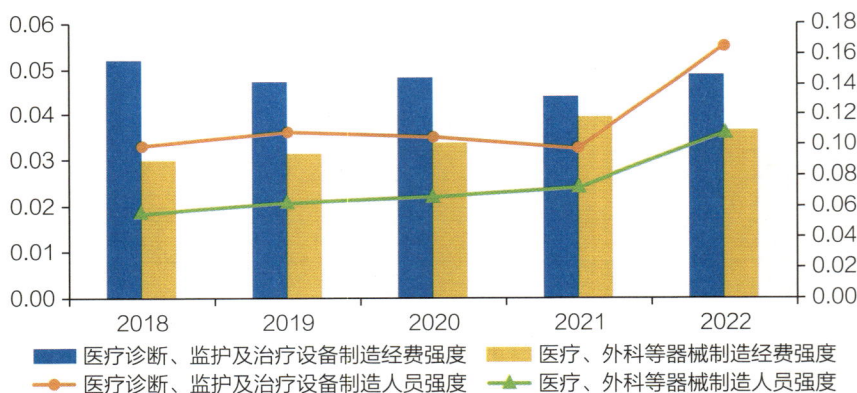

图2-70 2018—2022年中国医疗仪器设备及器械制造子行业研发强度情况

数据来源：国家统计局，《中国高技术产业统计年鉴》；

备注：经费强度=研发经费内部支出/营业收入，人员强度=研发人员/平均用工人数

②区域创新

据《中国高技术产业统计年鉴》数据显示，2022年，全国医疗仪器设备及仪器仪表制造业具有研发活动企业主要分布于东部地区和中部地区，长三角地区的江苏、浙江以及粤港澳大湾区的广东等地区在研发活动的企业数、新产品开发项目数和有效发明专利数方面具有区域优势（见表2-66、图2-71）。

表2-66 2022年各省（区、市）医疗仪器设备及仪器仪表制造业研发活动情况（一）

地区	有研发活动的企业数（个）	新产品开发项目数（项）	有效发明专利数（件）
全国	5798	51068	81686
东部地区	4357	39179	62223
中部地区	914	6329	9275
西部地区	401	4255	7330
东北地区	126	1305	2858
北京	208	2602	4773
天津	81	974	998
河北	122	1411	944
山西	23	188	217
内蒙古	—	10	8
辽宁	84	865	2097
吉林	19	187	262
黑龙江	23	253	499
上海	229	2118	5288
江苏	1431	9503	19308
浙江	782	7621	9293
安徽	170	1010	1558
福建	154	1093	1529
江西	103	829	533
山东	433	3949	3758
河南	252	1489	2084
湖北	153	996	2960
湖南	213	1817	1923
广东	917	9908	16332
广西	24	272	665
海南	—	—	—
重庆	91	1453	2550
四川	139	1334	1946

续表

地区	有研发活动的企业数（个）	新产品开发项目数（项）	有效发明专利数（件）
贵州	16	122	248
云南	19	80	198
西藏	—	—	—
陕西	101	869	1563
甘肃	3	23	28
青海	—	2	1
宁夏	5	78	114
新疆	—	12	9

数据来源：国家统计局，《中国高技术产业统计年鉴》

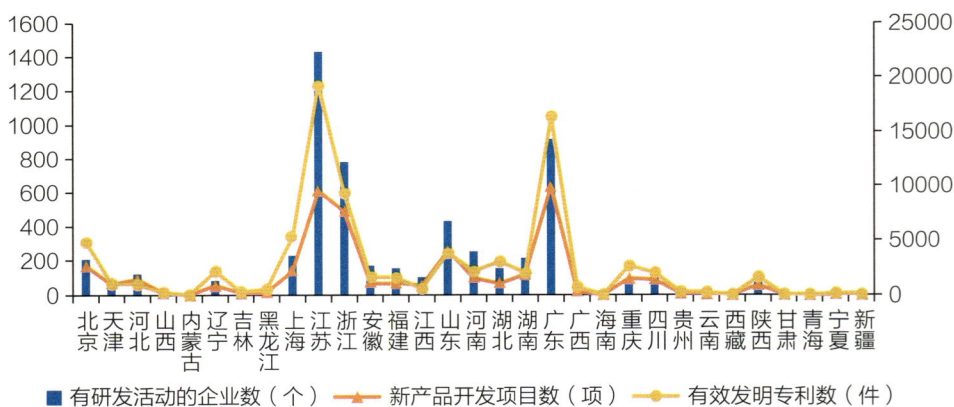

图2-71　2022年各省（区、市）医疗仪器设备及仪器仪表制造业研发活动情况（一）

数据来源：国家统计局，《中国高技术产业统计年鉴》

基于《中国高技术产业统计年鉴》和《中国基本单位统计年鉴》数据，选取"研发活动企业数/企业单位数""企业资金/研发经费支出""出口收入/新产品销售收入""仪器设备费用/企业经费支出"等指标，对全国31省（区、市）医疗仪器设备及仪器仪表制造业创新研发活动进行分析评价，数据显示，江苏、浙江、天津、山东等地医疗仪器设备及仪器仪表制造业创新活动较为活跃（见表2-67、图2-72）。

表2-67 2022年各省（区、市）医疗仪器设备及仪器仪表制造业研发活动情况（二）

地区	研发活动企业数/企业单位数	企业资金/研发经费支出	出口收入/新产品销售收入	仪器设备费用/企业经费支出
北京	0.6172	0.9418	0.0739	0.0370
天津	0.5586	0.9961	0.4490	0.0307
河北	0.5446	0.9791	0.0500	0.0447
山西	0.5750	0.9604	0.0200	0.0058
内蒙古	—	0.9381	0.0000	0.3313
辽宁	0.5250	0.8654	0.0821	0.1062
吉林	0.4750	0.9770	0.0000	0.0034
黑龙江	0.5750	0.9943	0.7407	0.0193
上海	0.4967	0.9340	0.1354	0.0266
江苏	0.7130	0.9858	0.1519	0.0453
浙江	0.6410	0.9749	0.1894	0.0740
安徽	0.6159	0.9658	0.1517	0.0544
福建	0.6260	0.9776	0.1437	0.0578
江西	0.4292	0.9698	0.0411	0.0358
山东	0.7830	0.9717	0.0869	0.0442
河南	0.6332	0.9792	0.0852	0.1365
湖北	0.5730	0.9921	0.0349	0.0669
湖南	0.7172	0.9812	0.0257	0.0446
广东	0.5724	0.9842	0.2657	0.0299
广西	0.4898	0.9102	0.4720	0.0368
海南	—	—	—	—
重庆	0.6026	0.9335	0.0403	0.0454
四川	0.5915	0.9359	0.0773	0.0526
贵州	0.5333	0.9698	0.0540	0.0000
云南	0.6552	0.9724	0.3404	0.0609
西藏	—	—	—	—
陕西	0.6918	0.9408	0.0197	0.0657
甘肃	0.2727	1.0000	0.4645	0.0000
青海	—	1.0000	—	0.0000
宁夏	1.0000	0.8023	0.0459	0.0294
新疆	—	—	0.0000	—

数据来源：《中国高技术产业统计年鉴》《中国基本单位统计年鉴》

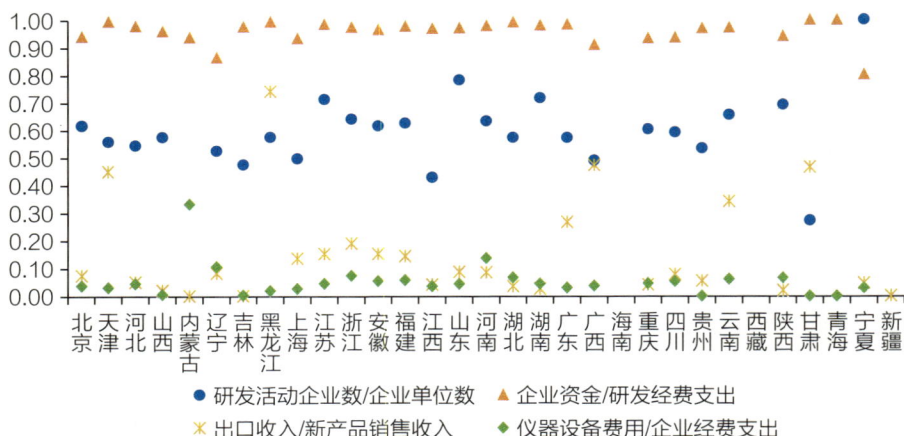

图2-72 2022年各省（区、市）医疗仪器设备及仪器仪表制造业创新研发情况（二）

数据来源：国家统计局，《中国高技术产业统计年鉴》《中国基本单位统计年鉴》

（4）投融资情况

①融资趋势

近三年，我国医疗器械企业融资规模[3]（不含IPO、并购、股权融资，下同）逐年下降，2023年融资次数为374次，同比下降41.38%，已公开的融资金额为187.16亿元，同比下降30.4%（见图2-73）。

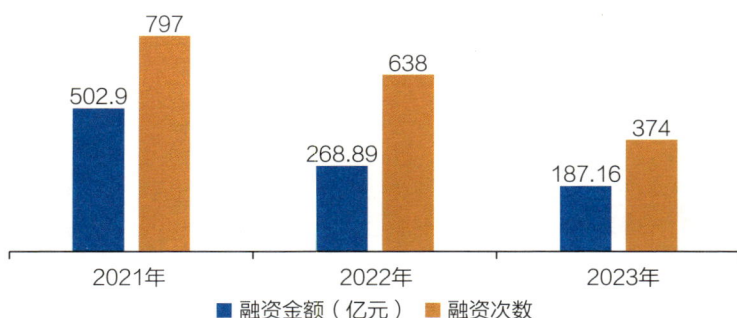

图2-73 2021—2023年中国医疗器械企业融资趋势情况

数据来源：公开数据统计

---

❸ 收录的融资事件仅统计一级市场，涵盖以医疗器械为主营业务的研发、生产、专业服务、医学检验等相关企业；由于部分事件未披露融资金额，因此将根据有限的信息最大化地呈现数据反映的现实意义。

②融资轮次

从融资轮次来看，2023年我国医疗器械领域A轮（含Pre-A轮与A+轮）及战略投融资的获投次数较多，分别为133次（35.56%）及100次（26.74%）。从投融资金额方面看，2023年我国医疗器械领域投资金额主要集中在B轮（含Pre-B轮与B+轮）和A轮（含Pre-A轮与A+轮），获投金额分别为70.06亿元（37.43%）和55.11亿元（29.45%）（见图2-74）。

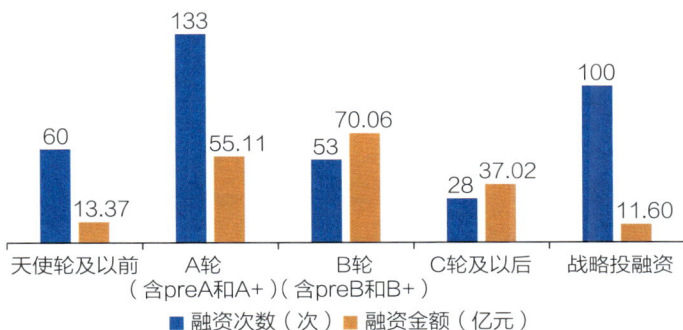

图2-74 2023年中国医疗器械企业融资轮次分布

数据来源：公开数据统计

③融资企业类型

从融资企业类型来看，2023年我国医疗器械领域投融资主要集中在研发生产企业，共获投融资320次，较2022年同比下降43.76%。此外，2023年专业服务企业、应用服务企业、经营服务企业等类型企业投融资次数均较2022年有不同程度下降，而上游供应链企业投融资事件数量与2022年基本一致（见图2-75）。

④细分赛道

从研发生产企业投融资细分领域来看，2023年我国医疗器械融资次数前三位的细分领域分别为治疗器械、高值耗材以及体外诊断，融资次数分别为92次、84次以及69次，均较2022年有所减少，其中体外诊断领域下降最多（下降105次，同比下降60.34%）（见图2-76）。

血管介入治疗类材料领域和手术机器人领域的融资次数遥遥领先，融资次数分别为21次和18次，表明当前虽处于金融市场的低迷期，但血管介入治疗类材料领域和手术机器人领域的企业融资仍旧强势，因其具备的政策优势和经济潜力仍备受投资机构的关注和普遍看好（见表2-68）。

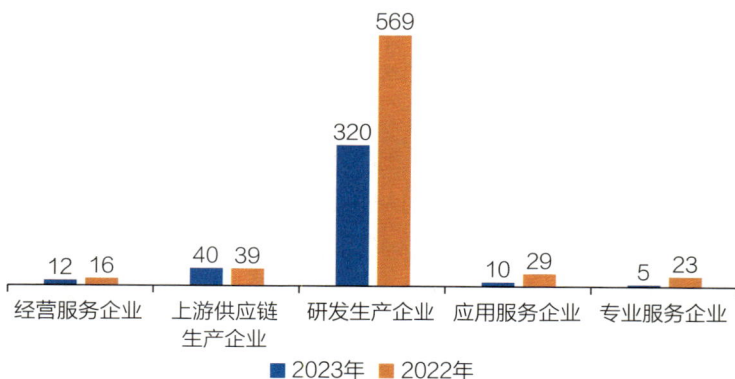

图2-75　2022—2023年中国医疗器械各类型企业融资次数分布情况（次）

数据来源：公开数据统计

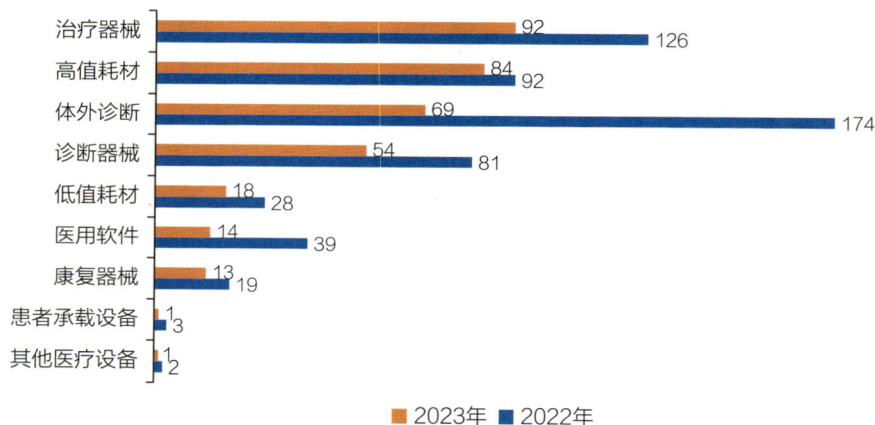

图2-76　2022—2023年中国医疗器械细分赛道企业融资次数分布情况（次）

数据来源：公开数据统计

表2-68　2023年医疗器械细分领域企业融资轮次分布情况（按融资次数）

细分赛道	天使轮及以前	A轮（含Pre-A和A+）	B轮（含Pre-B和B+）	C轮及以后	战略投融资	合计
血管介入治疗类材料	2	9	2	3	5	21
手术机器人	2	11	1	3	1	18
医学影像设备	1	4	2	0	1	8
神经外科材料	1	5	0	0	1	7
康复器械	3	3	0	0	0	6
骨科耗材	0	1	2	1	2	6
肿瘤消融	0	2	0	2	0	4

续表

细分赛道	天使轮及以前	A轮（含Pre-A和A+）	B轮（含Pre-B和B+）	C轮及以后	战略投融资	合计
可穿戴设备	2	1	1	0	0	4
医美	0	2	0	0	1	3
生命信息与支持	0	0	0	0	2	2
血液及腹膜透析	0	0	0	0	1	1

数据来源：公开数据统计

⑤区域分布

从医疗器械领域融资事件区域分布情况来看，深圳市和苏州市融资事件数构成融资高地第一梯队，北京市、上海市和杭州市形成第二梯队。具体来看，深圳市以58次融资事件位列全国第一位，苏州市和北京市分别以55次、46次位列第二位和第三位。此外，上海市、杭州市两地医疗器械领域融资事件数均在40件以上（见图2-77）。

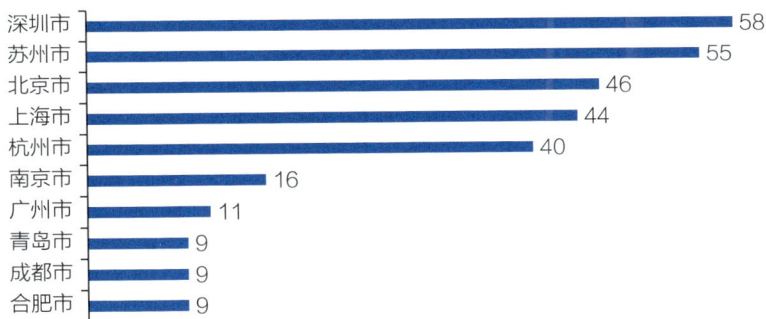

图2-77　2023年医疗器械企业融资事件数TOP10城市（次）

数据来源：公开数据统计

（5）技术市场情况

①专利转化量

A. 专利转化量趋势

2023年，全国三甲医院专利转化总量❹共计1975件，同比增长27.91%。

---

❹ 专利转化量包含医疗机构于2023年在国家知识产权局登记生效的专利申请权/专利权转让和许可数据，以及医疗机构于2023年完成技术市场登记和院内公示的专利转让、许可、作价入股数据；并且专利转化数据仅包括医疗机构转让或许可给企业部分。

2019—2023年期间年均复合增长率达到62.39%。近五年，全国三甲医院的专利转让量和许可量均处于快速增长态势，在2023年专利转让量、许可量、作价入股分别达到1455件、511件、9件。其中，2023年专利转让量同比增长17%，专利许可量同比增长69%（见表2-69、表2-70、图2-78、图2-79）。

表2-69 2019—2023年中国三甲医院专利转化量情况

年度	三甲医院专利转化量总数（件）	同比增速
2019	284	—
2020	352	23.94%
2021	1002	184.66%
2022	1544	54.09%
2023	1975	27.91%

数据来源：《中国医院创新转化报告（2023）》

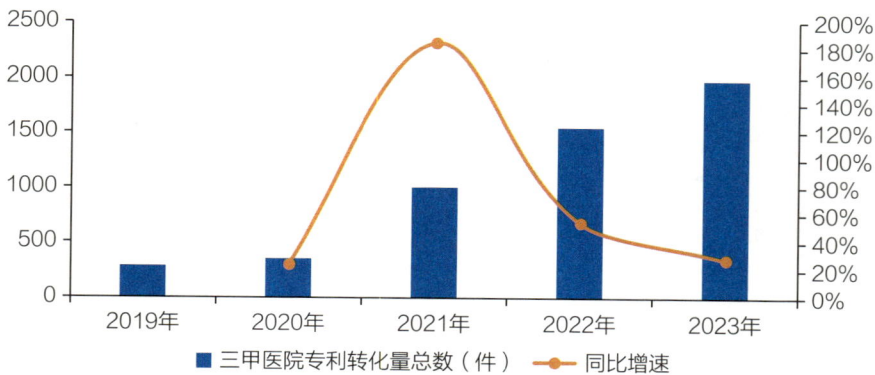

图2-78 2019—2023年中国三甲医院专利转化量情况

数据来源：《中国医院创新转化报告（2023）》

表2-70 2019—2023年中国三甲医院专利转化量类型分布（件）

年度	转让	许可	作价入股
2019	271	13	—
2020	336	16	—
2021	838	164	—
2022	1242	302	—
2023	1455	511	9

数据来源：《中国医院创新转化报告（2023）》

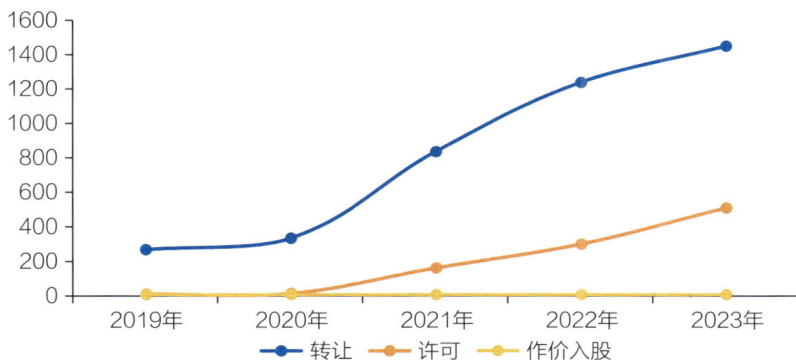

图2-79 2019—2023年中国三甲医院专利转化量类型分布（件）

数据来源：《中国医院创新转化报告（2023）》

B. 转化专利的分类

根据转化的专利产品类别分类，2023年，我国三甲医院转化的医疗耗材类专利最多，占比约为33%，医疗设备类专利次之，占比约为24%（见表2-71、图2-80）。

表2-71 2023年中国三甲医院转化专利的产品类别分布

分类	占比
医用耗材	33%
医疗设备	24%
其他	27%
数字医疗	8%
其他器械	5%
IVD	3%

数据来源：《中国医院创新转化报告（2023）》

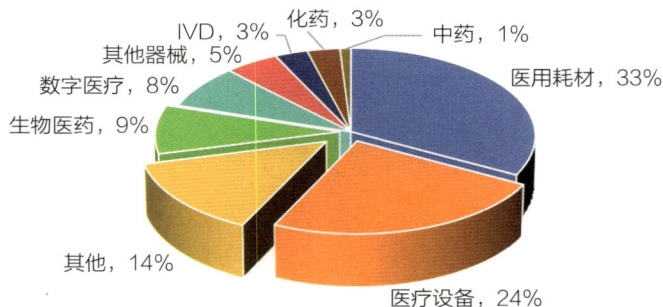

图2-80 2023年中国三甲医院转化专利的产品类别分布

数据来源：《中国医院创新转化报告（2023）》

4. 上市企业经营分析

（1）整体概况

截至2023年底，中国医学装备上市企业（含A股、港股以及美股）达到172家，主要分布在广东、上海、北京、江苏以及浙江等地，数量合计占比约67%（见图2-81）。

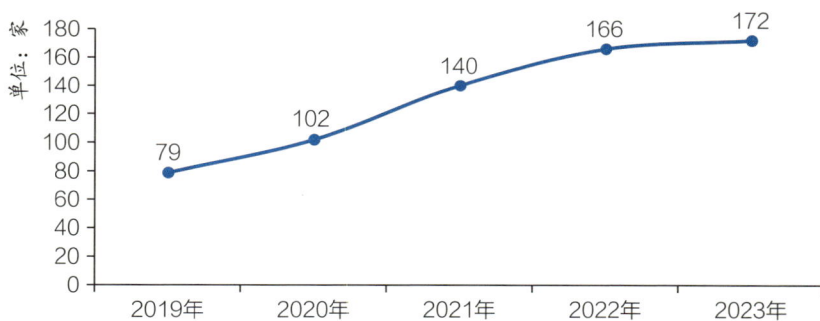

图2-81 2019—2023年医疗器械上市企业数量变化情况

数据来源：上市企业年报；

备注：数量为历年累计数量

截至2023年底，在我国医疗器械上市企业中，以主营体外诊断、高值耗材、医用医疗设备的企业为主，企业数量占比均超过20%（见图2-82）。

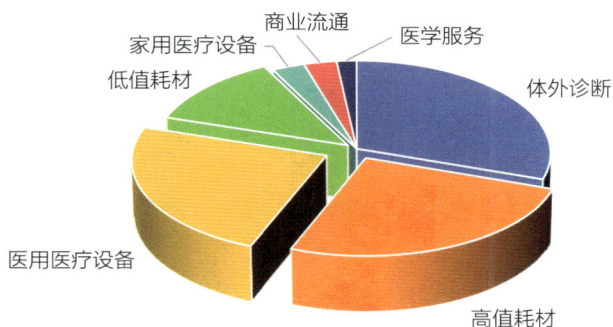

图2-82 截至2023年底中国医疗器械上市企业按主营业务细分领域企业数量分布情况

数据来源：上市企业年报

（2）营业收入及变化

2023年，我国医疗器械上市企业❺营业总收入已从2019年的2957.48亿元增长至5584.59亿元，期间增长了2627.11亿元，年均复合增长率达到17.22%（见表2-72、图2-83）。

表2-72 2019—2023年中国医疗器械上市企业营业收入及变化情况

年度	营业收入（亿元）	同比增速
2019	2957.48	—
2020	4294.47	45.21%
2021	5345.00	24.46%
2022	6589.62	23.29%
2023	5584.59	-15.25%

数据来源：上市企业年报

---

❺ 医疗器械上市企业指经过国内相关政府部门授权的证券管理部门批准在证券交易所上市交易的股份有限公司，且该公司主营业务主要为医疗器械的研发、生产、商业流通、医学服务，包括A股、港股和美股。其中，国药控股、华润医药、上海医药、九州通四家医疗器械商业流通领域上市企业的营业收入只计算医疗器械板块

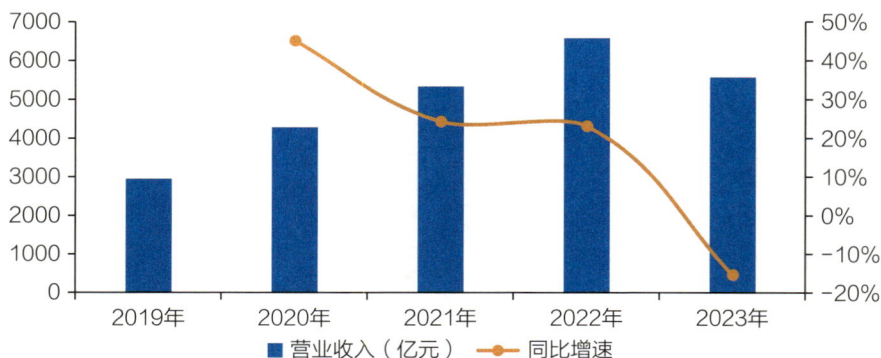

图2-83　2019—2023年中国医疗器械上市企业营业收入及变化情况

数据来源：上市企业年报

　　2023年，我国医疗器械上市企业按主营业务细分领域来看，医用医疗设备增速最高，同比增速13.02%，营业收入885.09亿元（见表2-73、表2-74图2-84、图2-85）。

表2-73　2023年中国医疗器械上市企业按主营业务细分领域企业
数量占比及营业收入情况

主营业务细分领域	上市企业数量占比	营业收入（亿元）	同比增速
医用医疗设备	24.00%	885.09	13.02%
家用医疗设备	2.86%	152.70	-59.60%
体外诊断	30.29%	801.89	-53.07%
高值耗材	25.71%	566.73	3.15%
低值耗材	12.57%	621.18	-9.90%
医学服务	1.71%	209.85	-31.94%
商业流通	2.86%	2347.16	8.03%

数据来源：上市企业年报

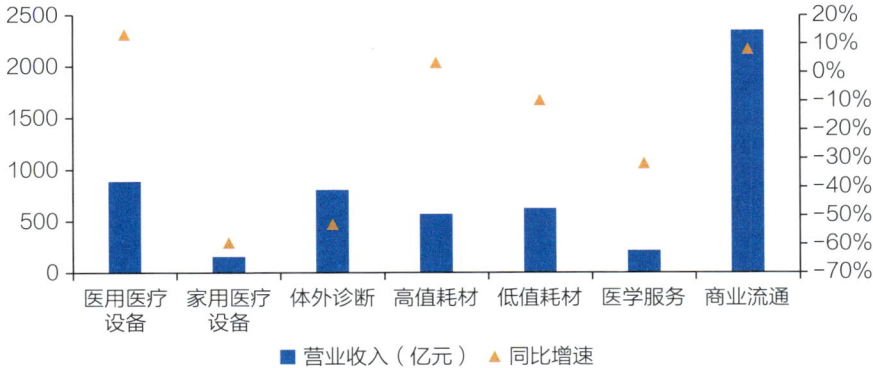

图2-84　2023年中国医疗器械上市企业按主营业务细分领域营业收入和同比增速情况

数据来源：上市企业年报

表2-74　2023年中国医疗器械上市企业数量TOP3主营业务细分领域的
企业营业收入情况（TOP5）

上市企业名称	总营业收入（亿元）	同比增速
体外诊断		
迪安诊断	134.08	−33.89%
万泰生物	55.11	−50.73%
安图生物	44.44	0.05%
华大基因	43.50	−38.27%
三诺生物	40.59	44.26%
高值耗材		
乐普医疗	79.80	−24.78%
微创医疗	67.34	14.99%
华熙生物	60.76	−4.45%
现代牙科	28.75	13.71%
爱美客	28.69	47.99%
医用医疗设备		
迈瑞医疗	349.32	15.04%
联影医疗	114.11	23.52%
新华医疗	100.12	7.87%
复锐医疗科技	25.45	3.08%
美亚光电	24.25	14.55%

数据来源：上市企业年报

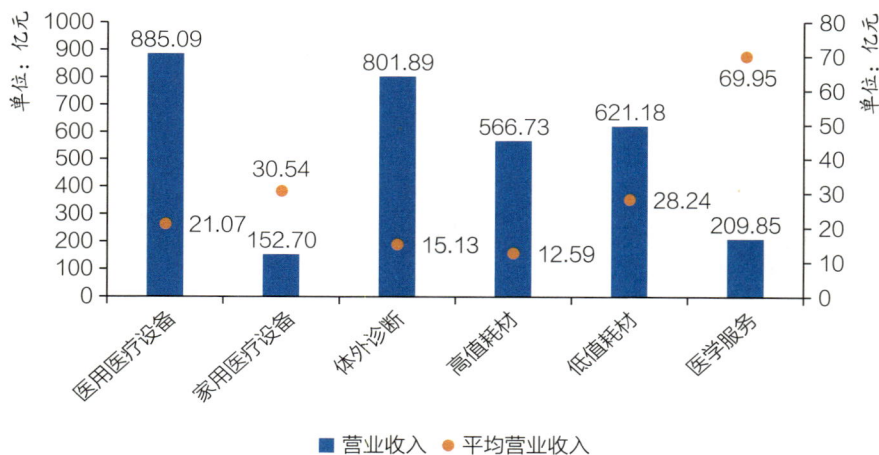

图2-85　2023年各类型医疗器械企业营业收入与平均营业收入情况

数据来源：上市企业年报

（3）营业利润及变化

2023年，我国医疗器械上市企业营业总利润❻由2019年的358.17亿元增长至490.88亿元，期间年均复合增长率达到8.2%。其中，2023年，医用医疗设备营业利润最高，达到202.49亿元，同比增长19.19%（见表2-75、表2-76、图2-86、图2-87、图2-88）。

表2-75　2019—2023年中国医疗器械上市企业营业利润及变化情况

年度	营业利润（亿元）	同比增速
2019	358.17	—
2020	834.92	133.11%
2021	893.34	7.00%
2022	1088.15	21.81%
2023	490.88	-54.89%

数据来源：上市企业年报

---

❻　国药控股、华润医药、上海医药、九州通四家医疗器械商业流通领域上市企业年报的营业利润未拆出医疗器械板块，不列入统计

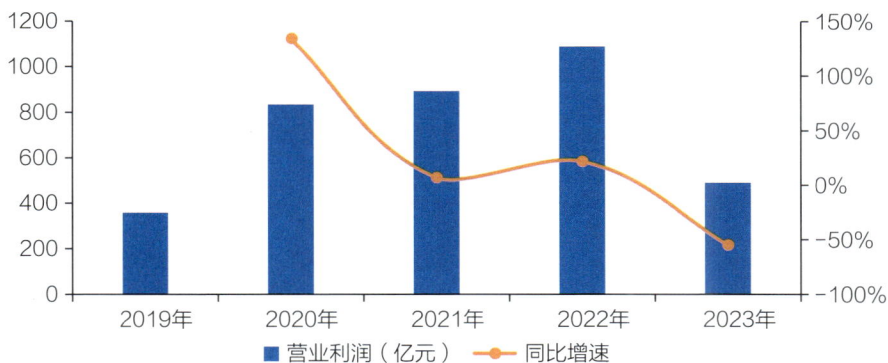

图2-86 2019—2023年中国医疗器械上市企业营业利润及变化情况

数据来源：上市企业年报

表2-76 2023年中国医疗器械上市企业按主营业务细分领域营业利润

主营业务细分领域	营业利润（亿元）	同比增速
医用医疗设备	202.49	19.19%
家用医疗设备	48.70	−76.27%
体外诊断	79.17	−84.06%
高值耗材	55.54	6.00%
低值耗材	82.75	−24.90%
医学服务	18.42	−63.67%
商业流通	3.81	20.24%

数据来源：上市企业年报

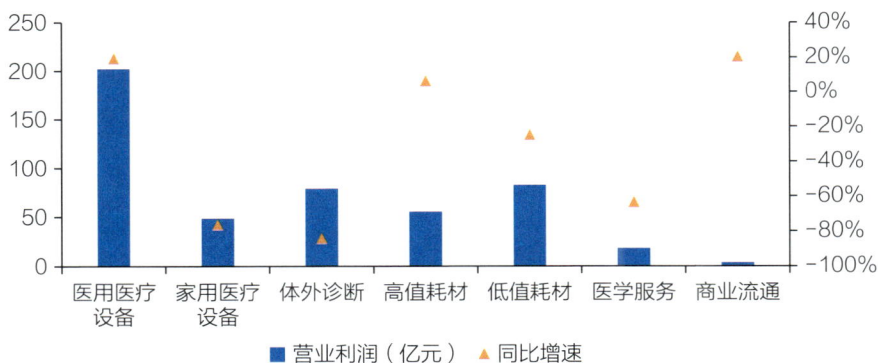

图2-87 2023年中国医疗器械上市企业按主营业务细分领域营业利润

数据来源：上市企业年报

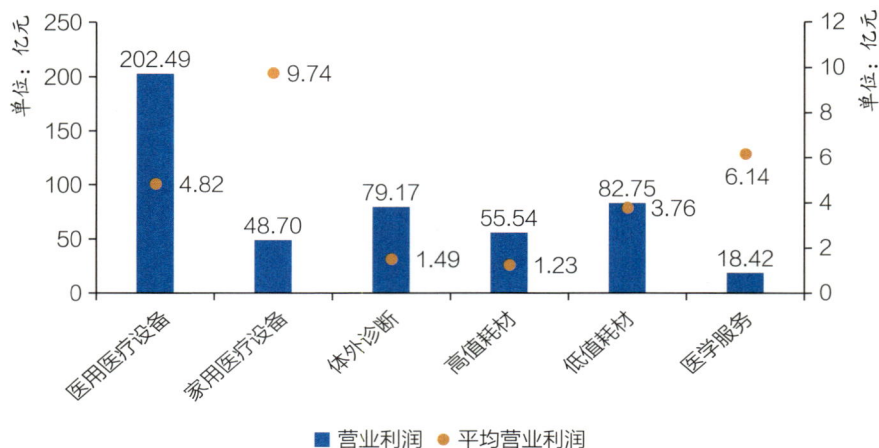

图2-88　2023年各类型医疗器械企业营业利润与平均营业利润情况

数据来源：上市企业年报

（4）营业利润率

2023年，我国医疗器械上市企业营业利润率❼达到15.20%，较2022年减少了10%左右。其中，医用医疗设备上市企业营业利润率增加较为明显（见表2-77、表2-78、图2-89、图2-90）。

表2-77　2019—2023年中国医疗器械上市企业营业利润率

年度	营业利润率
2019	18.25%
2020	28.22%
2021	25.35%
2022	24.64%
2023	15.20%

数据来源：上市企业年报

---

❼　营业利润率=总营业利润/总营业收入

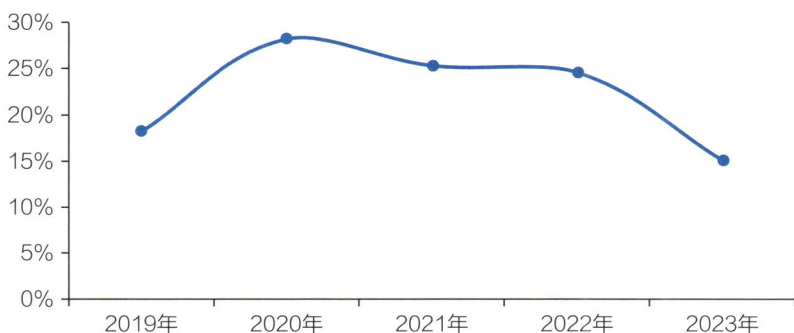

图2-89 2019—2023年中国医疗器械上市企业营业利润率

数据来源：上市企业年报

表2-78 2022—2023年中国医疗器械上市企业按主营业务细分领域营业利润率

细分领域	2023年营业利润率	2022年营业利润率	2023年变化幅度
医用医疗设备	22.88%	21.69%	▲1.18%
家用医疗设备	31.89%	54.29%	▼22.39%
体外诊断	9.87%	29.06%	▼19.19%
高值耗材	10.83%	10.78%	▲0.05%
低值耗材	13.32%	15.98%	▼2.66%
医学服务	8.78%	16.45%	▼7.67%
商业流通	12.34%	11.53%	▲0.81%

数据来源：上市企业年报

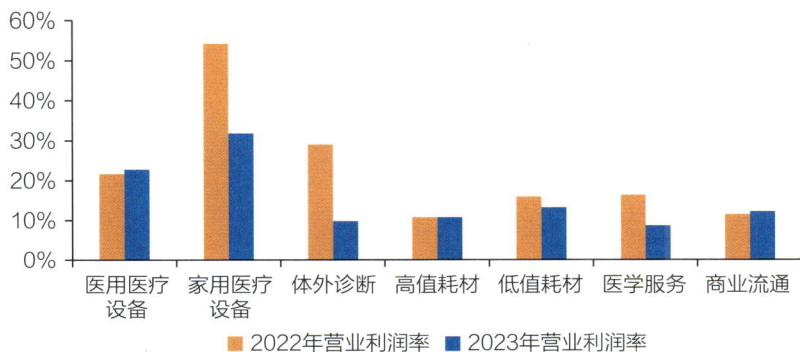

图2-90 2022—2023年中国医疗器械上市企业按主营业务细分领域营业利润率

数据来源：上市企业年报

（5）销售费率和研发费率情况

2019—2023年我国医疗器械领域研发费率❽呈现增长态势，2023年研发费率达到10.54%，创近年来新高，销售费率❾则从2019年起逐年下跌，在2023年恢复到2019年水平。其中，2023年高值耗材企业平均研发费率和销售费率均为最高（见图2-91、图2-92、图2-93、表2-79）。

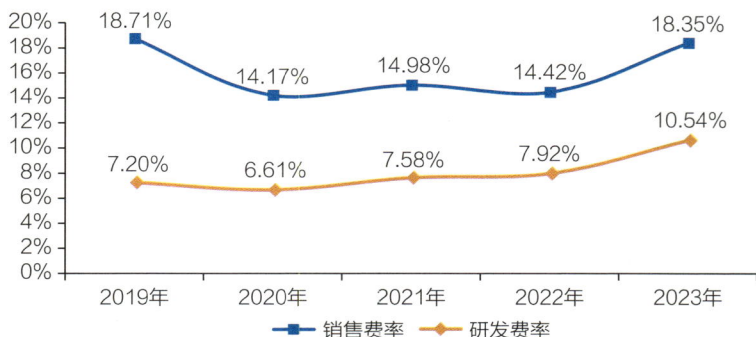

图2-91　2019—2023年中国医疗器械上市企业销售费率与研发费率变化情况

数据来源：上市企业年报

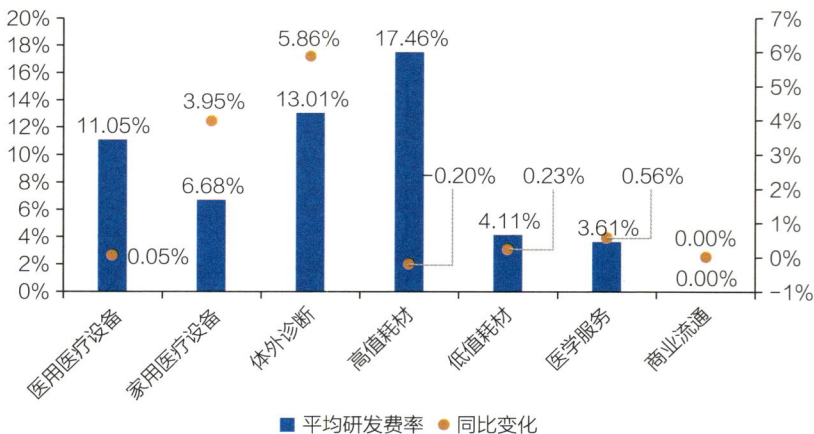

图2-92　2023年中国医疗器械细分领域上市企业平均研发费率与同比变化情况

数据来源：上市企业年报

---

❽　国药控股、华润医药、上海医药、九州通四家医疗器械商业流通领域上市企业年报的研发费用未拆出医疗器械板块，不列入统计

❾　国药控股、华润医药、上海医药、九州通四家医疗器械商业流通领域上市企业年报的销售费用未拆出医疗器械板块，不列入统计

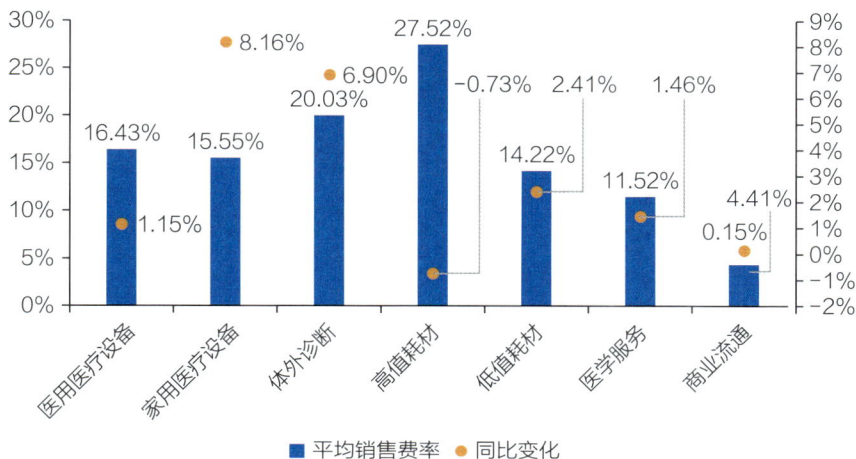

图2-93 2023年中国医疗器械细分领域上市企业平均销售费率与同比变化情况

数据来源：上市企业年报

表2-79 2023年医疗器械细分领域上市企业研发费率、销售费率（Top5）

企业名称	研发费率	同比变化	企业名称	销售费率	同比变化
医用医疗设备					
微创机器人-B	544.19%	-2954.41%	微创机器人-B	227.96%	-623.97%
康沣生物-B	185.91%	-34.85%	微泰医疗-B	82.97%	15.72%
天智航-U	66.81%	-11.71%	天智航-U	65.64%	7.12%
鹰瞳科技-B	54.74%	-55.77%	鹰瞳科技-B	49.35%	-38.64%
微泰医疗-B	27.68%	-7.52%	爱朋医疗	34.99%	-9.05%
家用医疗设备					
乐心医疗	12.25%	-0.61%	可孚医疗	25.96%	5.16%
九安医疗	8.62%	7.61%	鱼跃医疗	13.78%	-0.75%
鱼跃医疗	6.33%	-0.66%	九安医疗	13.64%	9.62%
鹿得医疗	4.36%	0.34%	乐心医疗	8.11%	1.81%
可孚医疗	4.01%	0.03%	鹿得医疗	7.15%	1.42%
体外诊断					
燃石医学	64.57%	-10.33%	仁度生物	55.32%	14.70%
贝康医疗-B	62.30%	-22.71%	贝康医疗-B	49.95%	-6.90%

续表

企业名称	研发费率	同比变化	企业名称	销售费率	同比变化
康为世纪	51.51%	37.32%	硕世生物	49.66%	42.03%
硕世生物	33.62%	30.26%	燃石医学	46.09%	−19.65%
东方生物	31.81%	25.97%	康为世纪	41.73%	30.49%
高值耗材					
堃博医疗-B	196.53%	−7.09%	堃博医疗-B	112.00%	−6.86%
启明医疗-B	106.83%	−22.94%	润迈德-B	96.79%	16.95%
心通医疗-B	70.59%	−18.56%	沛嘉医疗-B	73.67%	−22.66%
沛嘉医疗-B	66.52%	−82.24%	心通医疗-B	66.33%	2.28%
润迈德-B	56.44%	3.61%	启明医疗-B	61.15%	−2.91%
低值耗材					
康基医疗	13.77%	5.38%	巨子生物	33.04%	3.17%
美好医疗	9.00%	2.81%	敷尔佳	27.53%	5.48%
天益医疗	8.16%	1.14%	稳健医疗	25.54%	7.48%
维力医疗	6.84%	0.82%	济民医疗	20.61%	1.64%
普华和顺	6.09%	−1.54%	威高股份	19.52%	1.70%
医学服务					
金域医学	5.47%	1.38%	艾迪康控股	14.71%	3.33%
艾迪康控股	4.35%	1.00%	金域医学	11.89%	2.13%
润达医疗	1.61%	0.22%	润达医疗	10.02%	0.14%

数据来源：上市企业年报

5. 终端销售分析

（1）市场销售规模

继2021年我国医疗器械市场规模突破万亿元后，2023年我国医疗器械市场规模保持增长态势，达到1.27万亿元，同比增长率为10%，约占全球医疗器械市场的29.2%。近十年，我国医疗器械市场规模持续增长，年复合增长率高达13%左右，远高于我国制造业6%的年复合增长率（见图2-94）。

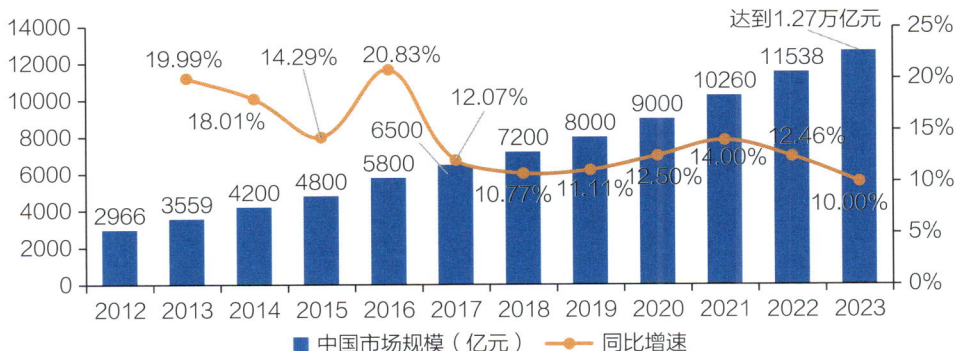

图2-94 2012—2023年中国医疗器械市场规模及增速

数据来源：中国医学装备协会

（2）市场品类结构

2023年，中国医疗器械细分领域[10]中高值耗材市场规模占比最高，达到16.2%，其次为医学影像设备，占比10.8%，低值耗材占比10.7%，其中高值耗材和低值耗材市场规模占比较2022年均有所下降，医学影像设备占比较2022年增加0.5%。此外，体外诊断市场规模占比较2022年减少约8.5%，生命支持设备、放射治疗设备市场规模占比较2022年均有所增长，在高值耗材细分子领域中，眼科耗材、电生理与起搏器、口腔耗材、神经外科耗材等市场规模占比较2022年也略有所增加（见图2-95）。

2023年，生命支持设备、医学影像设备、放射治疗设备细分领域以及神经外科耗材、电生理与起搏器、眼科耗材、口腔耗材、血管植介入耗材等高值耗材细分子领域市场规模均呈现不同程度的增长态势。2023年抗击疫情相关医疗产品需求回落，体外诊断市场规模大幅下降（见图2-96）。

---

[10] 对照国家药监局《医疗器械分类目录》（2017），部分细分领域对应产品分类说明如下：①低值耗材主要对应"注输、护理和防护器械"产品大类；②体外诊断主要对应"临床检验器械"、"体外诊断试剂"产品大类；③生命支持设备主要对应"呼吸、麻醉和急救器械"产品大类（不含家用医疗设备），以及"输血、透析和体外循环器械-03血液净化及腹膜透析设备"、"医用诊察和监护器械-03生理参数分析测量设备-01心电测量、分析设备"产品分类，不含家用场景产品。此外，其他医学装备细分领域包括手术机器人、中医器械、康复器械、手术器械/器具等。

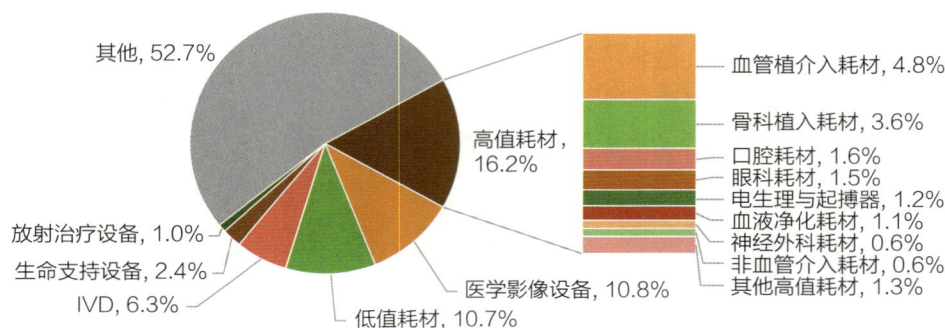

图2-95 2023年国内医疗器械细分领域市场规模占比情况

数据来源：中国医学装备协会

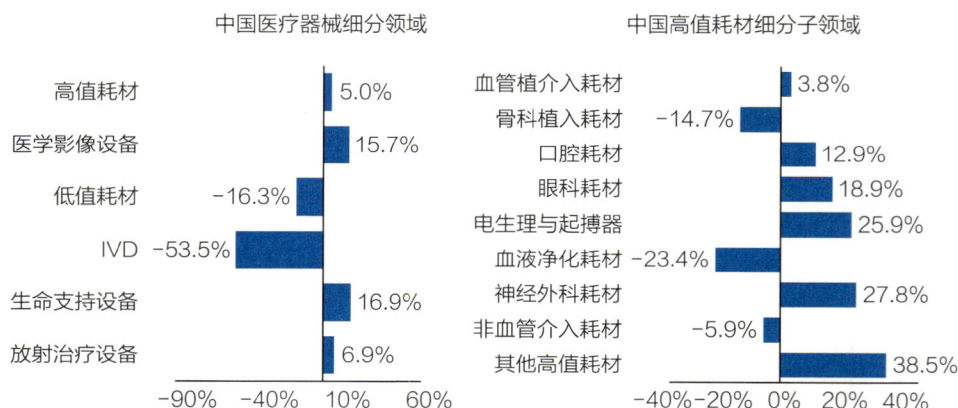

图2-96 2023年中国医疗器械细分领域市场规模增速变化情况

数据来源：医装数胜基于公开招投标数据、上市企业及细分领域营收等数据推算

（3）院端市场结构

近五年，国内医疗设备销售至县级医院的金额在所有院端市场的占比维持在30%左右，2023年达到32.33%（见表2-80、图2-97）。

表2-80 2019—2023年国内销售至院端医疗设备的金额及变化情况

年度	县级医院		非县级医院	
	销售规模（亿元）	销售规模占比	销售规模（亿元）	销售规模占比
2019	305.43	29.23%	739.50	70.77%
2020	481.59	32.56%	997.54	67.44%

年度	县级医院		非县级医院	
	销售规模（亿元）	销售规模占比	销售规模（亿元）	销售规模占比
2021	401.03	31.67%	865.14	68.33%
2022	631.38	31.64%	1364.33	68.36%
2023	497.56	32.33%	1041.64	67.67%

数据来源：基于招投标数据统计

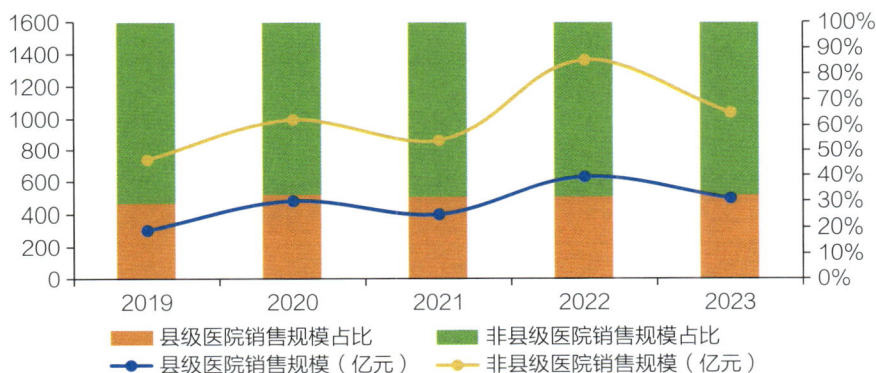

图2-97 2019—2023年国内销售至院端医疗设备的金额及变化情况

数据来源：基于招投标数据统计

（4）院端费用情况

①医院门诊费用

根据《中国卫生健康统计年鉴》数据，2019—2021年期间，我国公立医院和综合医院的门诊病人次均检查费均逐年上升，在2021年分别达到65.3元和72元，年均复合增长率分别为7.89%、7.42%（见表2-81、表2-82、图2-98、图2-99）。

表2-81 2019—2021年中国医院门诊病人次均检查费

年度	公立医院门诊病人次均检查费（元）	综合医院门诊病人次均检查费（元）
2019	56.1	62.4
2020	64.4	71.4
2021	65.3	72.0

数据来源：《中国卫生健康统计年鉴》

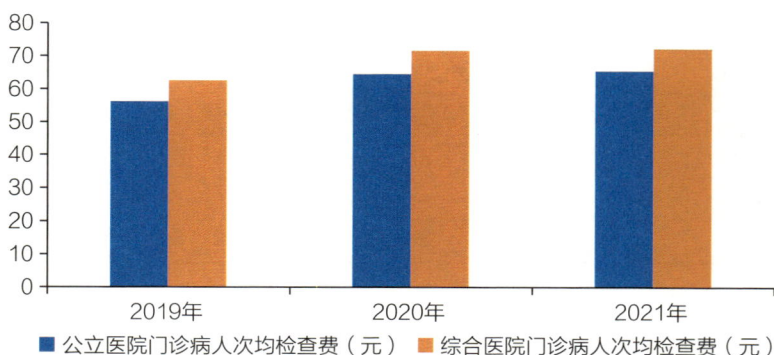

图2-98　2019—2021年中国医院门诊病人次均检查费

数据来源:《中国卫生健康统计年鉴》

表2-82　2019—2021年中国各级综合医院门诊病人次均检查费(元)

年度	合计	委属	省属	地级市属	县级市属	县属
2019	62.4	95.2	81.4	65.7	50.7	50.1
2020	71.4	111.4	95.6	76.4	58.7	55.4
2021	72.0	117.2	95.9	76.6	58.7	54.2

数据来源:《中国卫生健康统计年鉴》

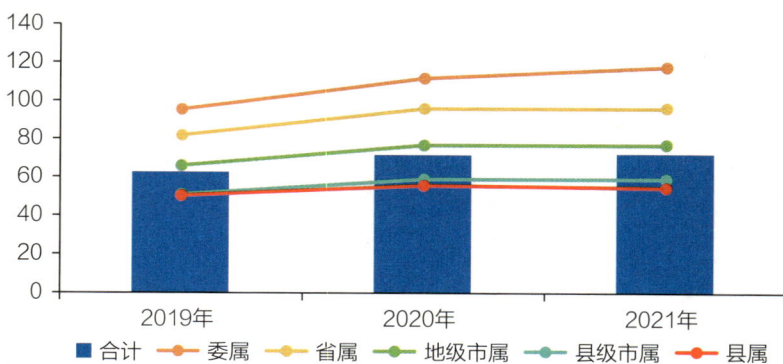

图2-99　2019—2021年中国各级综合医院门诊病人次均检查费(元)

数据来源:《中国卫生健康统计年鉴》

②医院住院费用

2019—2021年期间,我国公立医院和综合医院的住院病人次均检查费均逐年上升，在2021年分别达到1195.3元和1237.8元，年均复合增长率分别为8.19%、8.23%。我国公立医院和综合医院的住院病人次均卫生材料费同样均逐年上升，在2021年分别达到2422.7元和2701.5元，年均复合增长率分别为9.39%、9.81%（见表2-83、表2-84、表2-85、图2-100、图2-101、图2-102）。

表2-83　2019—2021年中国医院住院病人次均检查费及卫生材料费

年度	公立医院住院病人次均检查费（元）	公立医院住院病人次均卫生材料费（元）	综合医院住院病人次均检查费（元）	综合医院住院病人次均卫生材料费（元）
2019	1021.1	2024.6	1056.7	2240.2
2020	1131.6	2277.9	1171.7	2540.5
2021	1195.3	2422.7	1237.8	2701.5

数据来源：《中国卫生健康统计年鉴》

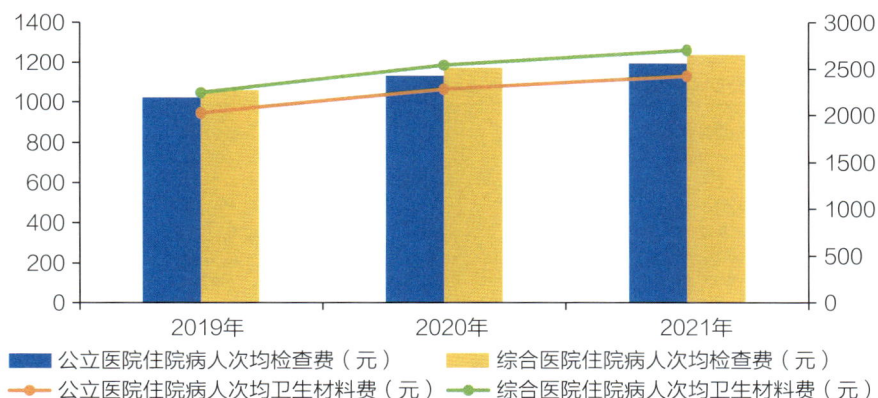

■ 公立医院住院病人次均检查费（元）　　■ 综合医院住院病人次均检查费（元）
—●— 公立医院住院病人次均卫生材料费（元）　　—●— 综合医院住院病人次均卫生材料费（元）

图2-100　2019—2021年中国医院住院病人次均检查费及卫生材料费

数据来源：《中国卫生健康统计年鉴》

表2-84　2019—2021年中国各级综合医院住院病人次均检查费（元）

年度	合计	委属	省属	地级市属	县级市属	县属
2019	1056.7	1925.8	1716.8	1298.8	795.9	582.9
2020	1171.7	2160.4	1858.7	1440.0	904.1	669.4
2021	1237.8	2148.8	1884.0	1467.2	943.9	707.5

数据来源：《中国卫生健康统计年鉴》

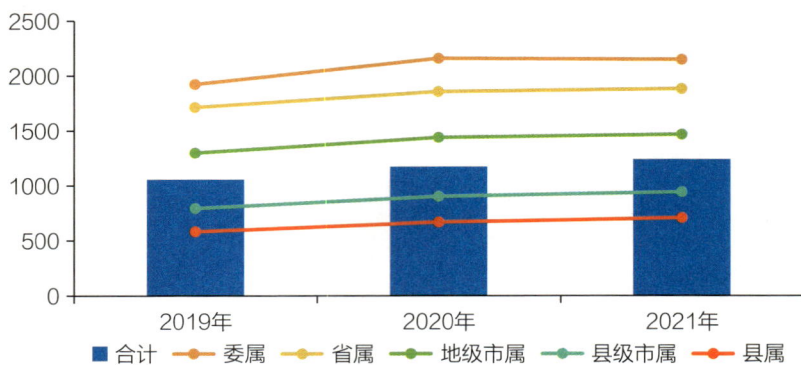

图2-101 2019—2021年中国各级综合医院住院病人次均检查费（元）

数据来源：《中国卫生健康统计年鉴》

表2-85 2019—2021年中国各级综合医院住院病人次均卫生材料费（元）

年度	合计	委属	省属	地级市属	县级市属	县属
2019	2240.2	7425.3	5085.4	2516.5	1224.3	763.1
2020	2540.5	8550.7	5738.3	2882.1	1450.3	891.9
2021	2701.5	8088.1	5742.3	2928.2	1484.1	919.3

数据来源：《中国卫生健康统计年鉴》

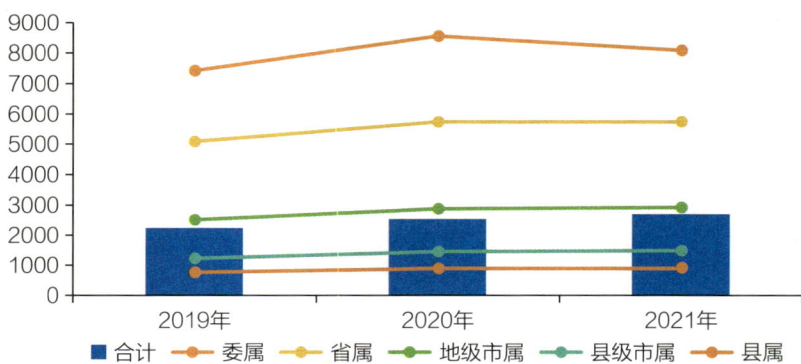

图2-102 2019—2021年中国各级综合医院住院病人次均卫生材料费（元）

数据来源：《中国卫生健康统计年鉴》

（三）　产业集聚情况

据统计结果显示，截至2023年底，中国医疗器械生产企业集聚度较高的省份依次为北京市、上海市、江苏省、天津市、吉林省，集聚度均超60%（见表2-86、图2-103）。

表2-86　截至2023年底各省（区、市）医疗器械生产企业集聚度情况

省份	集聚度
北京	83.00%
上海	71.05%
江苏	65.82%
天津	63.41%
吉林	60.77%
福建	59.71%
河北	58.41%
陕西	58.28%
贵州	58.09%
青海	57.14%
重庆	56.05%
安徽	55.09%
浙江	54.32%
江西	53.68%
四川	50.84%
山东	49.53%
云南	48.09%
湖南	47.01%
宁夏	45.65%
湖北	45.31%
广东	44.82%
广西	44.78%
河南	42.93%
海南	42.86%

省份	集聚度
西藏	42.86%
辽宁	40.33%
山西	38.18%
内蒙古	37.89%
甘肃	37.19%
黑龙江	36.98%
新疆	21.58%

数据来源：基于国家及省药监局等数据统计；

备注：医疗器械生产企业集聚度=集聚区内医疗器械生产企业数量/医疗器械生产企业总数量

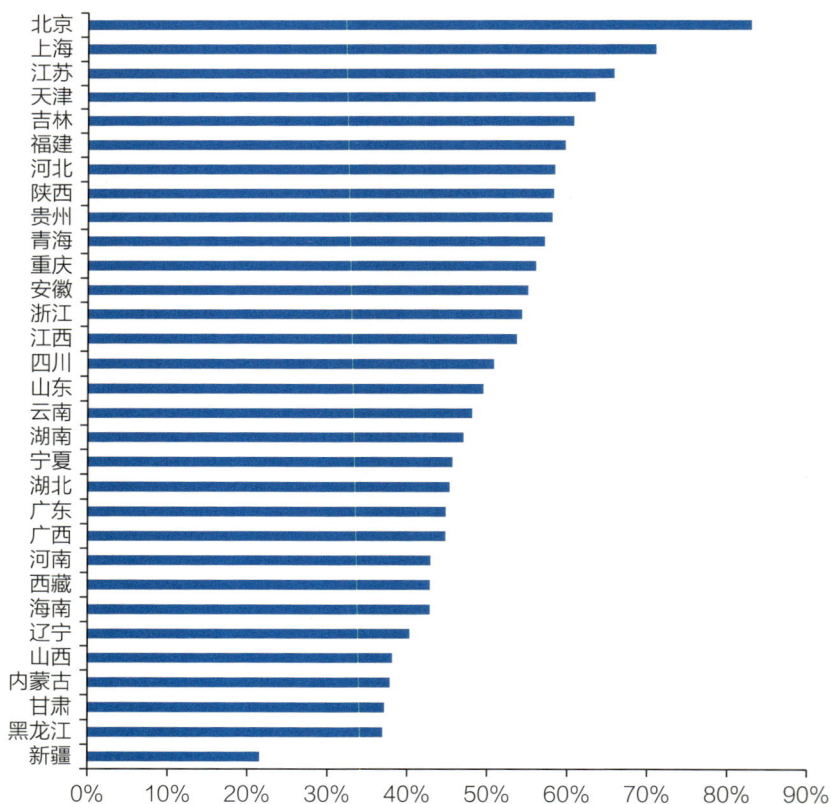

图2-103 截至2023年底各省（区、市）医疗器械生产企业集聚度情况

数据来源：基于国家及省药监局等数据统计

截至2023年底，深圳市高新技术产业园区、武汉东湖新技术开发区、长沙高新技术产业开发区、苏州工业园区内医疗器械生产企业数量较高。（见表2-87）。

表2-87 截至2023年底中国主要医疗器械集聚区内医疗器械生产企业数量

集聚区	生产企业数量（家）	省份	城市
深圳市高新技术产业园区	>400	广东省	深圳市
武汉东湖新技术开发区	（200，300]	湖北省	武汉市
长沙高新技术产业开发区		湖南省	长沙市
苏州工业园区		江苏省	苏州市
泰州医药高新技术产业开发区	（150，200]	江苏省	泰州市
杭州余杭经济技术开发区		浙江省	杭州市
广东佛山南海经济开发区		广东省	佛山市
江苏武进经济开发区		江苏省	常州市
成都高新技术产业开发区		四川省	成都市
广州高新技术产业开发区		广东省	广州市
苏州高新技术产业开发区	（100，150]	江苏省	苏州市
广州番禺经济技术开发区		广东省	广州市
东莞松山湖高新技术产业开发区		广东省	东莞市
张家港经济技术开发区		江苏省	苏州市
江西进贤产业园		江西省	南昌市
广州经济技术开发区		广东省	广州市
江苏扬州广陵经济开发区		江苏省	扬州市
深圳坪山高新区		广东省	深圳市
珠海高新技术产业开发区		广东省	珠海市

数据来源：基于国家及省药监局等数据统计

（四） 产业高质量发展总结及趋势

1. 国家对医疗器械产业支持力度持续加大

随着《"十四五"医疗装备产业发展规划》《医疗装备产业高质量发展行动计划（2023—2025年）》《关于全面推进紧密型县域医疗卫生共同体建

设的指导意见》等政策在2024年逐步落地，将加快补齐国内高端医疗器械短板，促进医疗器械迭代升级，加大投资支持力度落实设备购置支出，加快我国医疗器械产业高质量发展进程。

2. 医疗器械产业数量和质量稳定增长

医疗器械产业高质量发展包括数量和质量两部分，数量是高质量发展的基础。"九五"至"十四五"期初，国内医疗仪器设备及器械制造企业法人单位数持续增长，其中在2020年的疫情期间，医疗器械制造业新成立注册数量显著增加。2022年，国内医疗仪器设备及器械制造业营业收入突破5000亿元，固定资产净额、营业利润、平均用工人数等生产经营数量结构持续增长。在创新发展、研发强度、技术市场等产业发展质量结构方面也呈现出较好发展态势，不断推动我国医疗器械产业高质量发展。

3. 医疗器械国产化进程步伐加快

在注册审批方面，2023年，碳离子治疗系统、人工心脏等一批国产创新医疗器械通过国家药监局批准上市，不断填补我国相关领域空白，实现多个"卡脖子"技术的突破。近年来，广东、浙江、四川、山西、安徽等省份纷纷发布的"进口医疗设备政府采购清单"，给国产医疗器械提供更多"站起来"的机会，也为民族自主品牌企业突破技术壁垒提供动力。随着全国各地对进口医疗器械的收紧，以及利好政策的推动，医疗器械国产化进程将不断加速。

4. 医疗器械配置扩容迎来新增长点

2023年，国家卫生健康委发布《"十四五"大型医用设备配置规划》，将带动一批高端医疗器械的配置和使用。2023年底，广东省率先开展医疗设备租赁试点工作，拟于2024年在全省展开，部分省份也对此开展相关调研。2024年3月，国务院印发《推动大规模设备更新和消费品以旧换新行动方案》的通知，明确指出，要加强优质高效医疗卫生服务体系建设，推进医疗卫生机构装备和信息化设施迭代升级，鼓励具备条件的医疗机构加快医学影像、放射治疗、远程诊疗、手术机器人等医疗器械更新改造。这些举措将有效激发医疗器械市场增长潜力，为医疗器械配置扩容提供新增长点。

三、化妆品行业

（一） 生产经营分析

1. 生产经营情况

据《中国工业统计年鉴》数据显示，2019—2022年，我国化妆品制造业企业单位数、固定资产持续增长，营业利润略有下降，平均用工人数维持13万人左右，亏损企业亏损额增加；销售费用和管理费用持续增长，年均复合增长率分别为0.65%、6.74%（见表2-88、图2-104、图2-105、图2-106）。

表2-88　2019—2022年中国化妆品制造业企业单位数及固定资产、经营费用等生产经营情况

年度	企业单位数（个）	固定资产净额（亿元）	营业利润（亿元）	平均用工人数（万人）	销售费用（亿元）	管理费用（亿元）	财务费用（亿元）	亏损企业亏损额（亿元）
2019	648	249.30	149.61	12.75	174.10	136.00	2.52	12.26
2020	724	257.63	149.34	13.18	169.65	146.76	5.86	13.13
2021	785	264.49	141.17	13.63	117.3	161.48	3.52	19.36
2022	853	280.87	105.47	13.58	177.5	165.41	1.18	22.79

数据来源：国家统计局，《中国工业统计年鉴》；

备注：固定资产采用的指标是固定资产净额

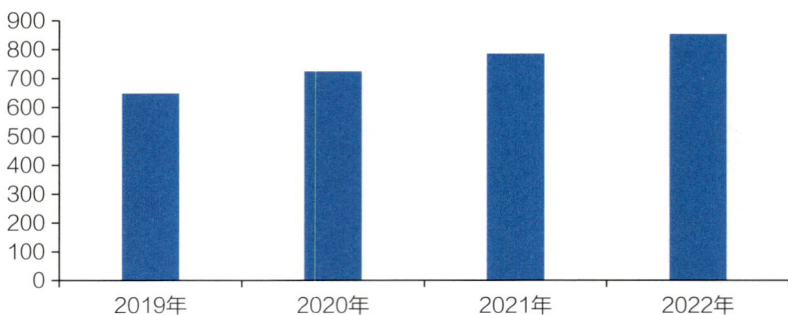

图2-104　2019—2022年中国化妆品制造业企业单位数

数据来源：国家统计局，《中国工业统计年鉴》；备注：固定资产采用的指标是固定资产净额

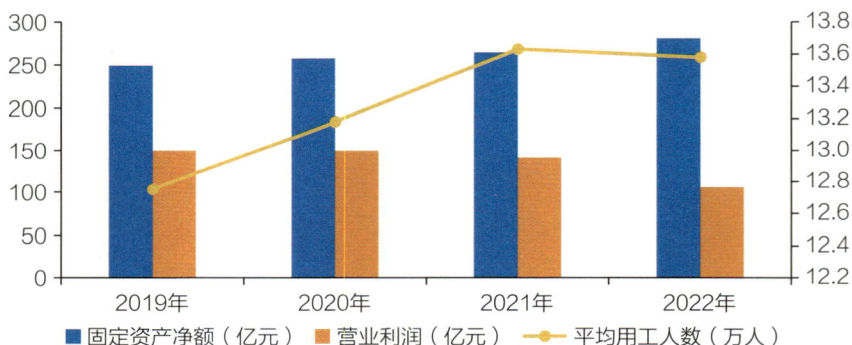

■ 固定资产净额（亿元）　■ 营业利润（亿元）　— 平均用工人数（万人）

图2-105　2019—2022年中国化妆品制造业固定资产、营业利润等生产经营情况

数据来源：国家统计局，《中国工业统计年鉴》；备注：固定资产采用的指标是固定资产净额

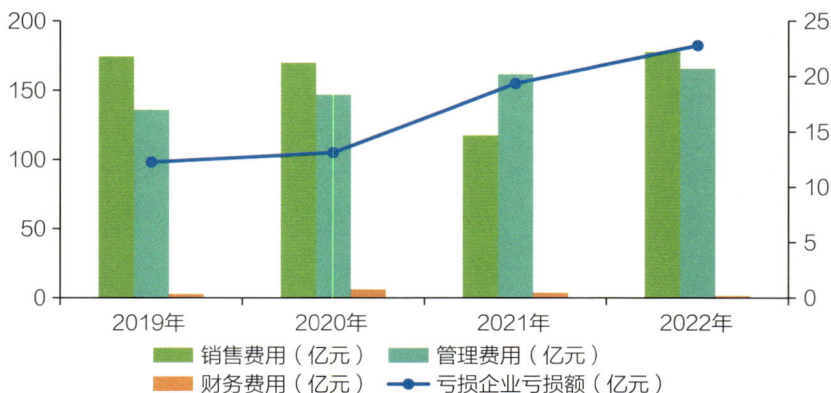

■ 销售费用（亿元）　■ 管理费用（亿元）
■ 财务费用（亿元）　— 亏损企业亏损额（亿元）

图2-106　2019—2022年中国化妆品制造业销售、管理和财务费用及亏损额情况

数据来源：国家统计局，《中国工业统计年鉴》

2. 进出口贸易

（1）出口情况

2023年，我国美容化妆品及洗护用品出口数量达到1102634吨，同比增长7.26%；出口金额达到649628万美元，同比增长15.71%（见表2-89、图2-107）。

表2-89 2020—2023年中国美容化妆品及洗护用品出口情况

年度	美容化妆品及洗护用品出口数量（吨）	美容化妆品及洗护用品出口金额（万美元）
2020	998997	424330
2021	968330	485221
2022	1027980	561418
2023	1102634	649628

数据来源：国家统计局，中国海关统计数据

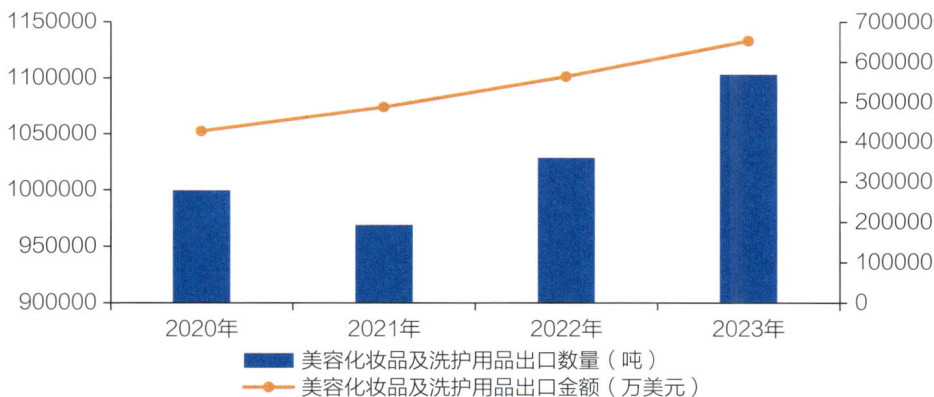

图2-107 2020—2023年中国美容化妆品及洗护用品出口情况

数据来源：国家统计局，中国海关统计数据

（2）进口情况

2023年，我国美容化妆品及洗护用品进口数量达到358420吨，同比下降14.23%；进口金额达到1793686万美元，同比下降19.40%（见表2-90、图2-108）。

表2-90 2020—2023年中国美容化妆品及洗护用品进口情况

年度	美容化妆品及洗护用品进口数量（吨）	美容化妆品及洗护用品进口金额（万美元）
2020	450427	2024409
2021	473844	2489609
2022	417895	2225530
2023	358420	1793686

数据来源：国家统计局，中国海关统计数据

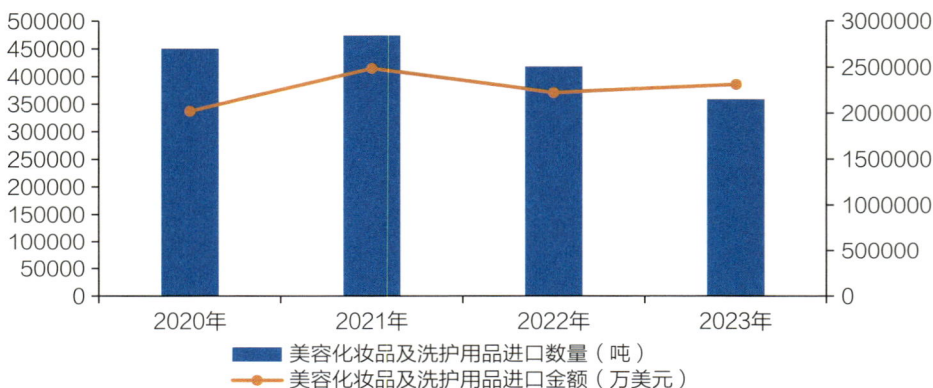

图2-108 2020—2023年中国美容化妆品及洗护用品进口情况

数据来源：国家统计局，中国海关统计数据

（二） 终端销售分析

1. 市场规模及变化

据《2024中国化妆品店洞察报告》数据显示，近年来国内化妆品市场规模持续增长，2023年市场规模为7972亿元，同比增长5.2%，2019—2023年期间年均复合增长率达到10.7%（见表2-91、图2-109）。

表2-91 2019—2023年中国化妆品市场规模及变化

年度	市场规模（亿元）	市场规模同比增速
2019	5300	11.7%
2020	5879	10.9%

续表

年度	市场规模（亿元）	市场规模同比增速
2021	6858	16.7%
2022	7576	10.5%
2023	7972	5.2%

数据来源：青眼情报《2024中国化妆品店洞察报告》

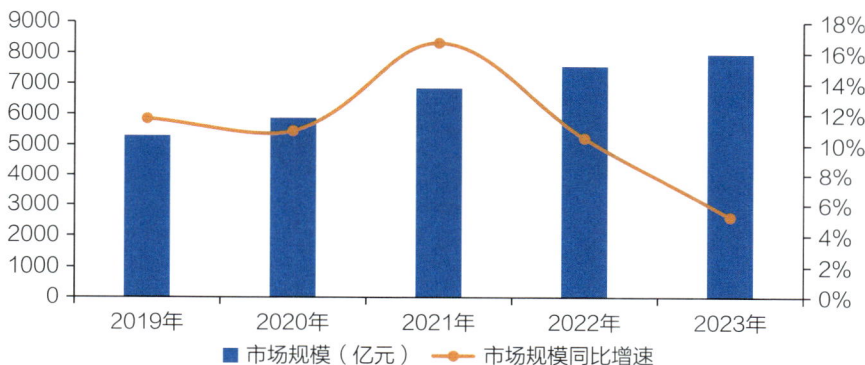

图2-109 2019—2023年中国化妆品市场规模及变化

数据来源：青眼情报《2024中国化妆品店洞察报告》

2. 市场零售情况

①销售渠道

2023年，在我国化妆品市场销售渠道中，淘系、百货渠道、化妆品店渠道市场份额排名位列前三位，合计占比达到61.27%（见表2-92、图2-110）。

表2-92 2023年中国化妆品市场销售渠道市场份额分布

渠道	市场份额
淘系	22.60%
百货渠道	20.24%
化妆品店渠道	18.43%
抖音	16.90%
KA渠道	8.69%
京东	4.33%

续表

渠道	市场份额
快手	2.54%
其他	6.27%

数据来源：青眼情报《2024中国化妆品店洞察报告》

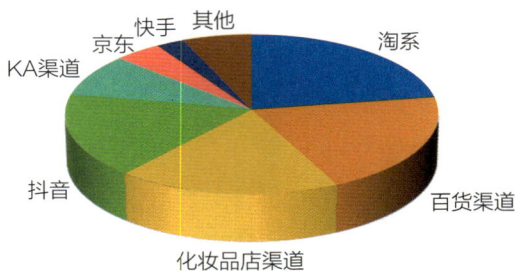

图2-110　2023年中国化妆品市场销售渠道市场份额分布

数据来源：青眼情报《2024中国化妆品店洞察报告》

②品类结构

从市场份额来看，近三年，护肤品类化妆品市场份额持续保持在60%以上，是我国化妆品市场最重要的品类，其发展态势和市场格局对我国化妆品市场的发展产生极大影响作用。从市场份额变化来看，2023年，护肤品类市场份额同比减少了3.1%，彩妆品类同比增加了1.5%（见表2-93、图2-111）。

表2-93　2020—2023年中国各品类化妆品市场规模占比分布

年度	护肤	彩妆	身体护理&清洁	洗护	香水
2020	57.7%	24.0%	7.5%	8.5%	2.3%
2021	62.6%	20.0%	7.8%	7.2%	2.4%
2022	63.6%	19.8%	7.1%	6.5%	3.0%
2023	60.5%	21.3%	8.0%	7.0%	3.2%

数据来源：青眼情报《2024中国化妆品店洞察报告》

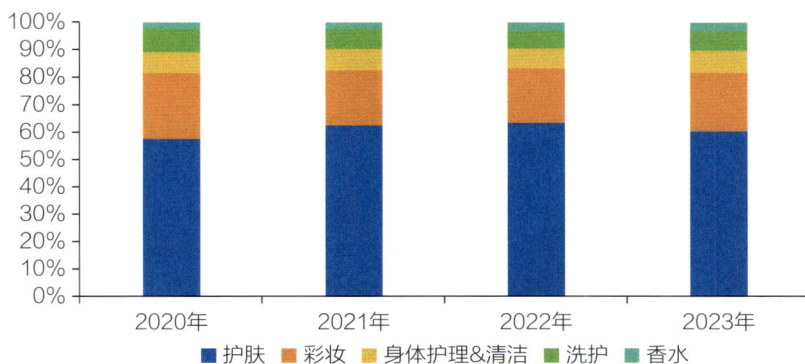

图2-111 2020—2023年中国各品类化妆品市场规模占比分布

数据来源：青眼情报《2024中国化妆品店洞察报告》

3. 上市企业经营分析

（1）营业收入及变化

我国化妆品上市企业[11]营业收入在2022年最高，为792.67亿元，同比增长2.45%，2023年化妆品上市企业营业收入有所下降，同比下降4.66%（见表2-94、图2-112）。

表2-94 2018—2023年中国化妆品上市企业营业收入及变化情况

年度	营业收入（亿元）	同比增速
2018	419.00	—
2019	548.13	30.82%
2020	664.32	21.20%
2021	773.70	16.46%
2022	792.67	2.45%
2023	755.77	-4.66%

数据来源：上市企业年报

---

[11] 化妆品上市企业指经过国内相关政府部门授权的证券管理部门批准在证券交易所上市交易的股份有限公司，且该公司主营业务主要为化妆品及其原料的研发、生产，包括A股、港股和美股。

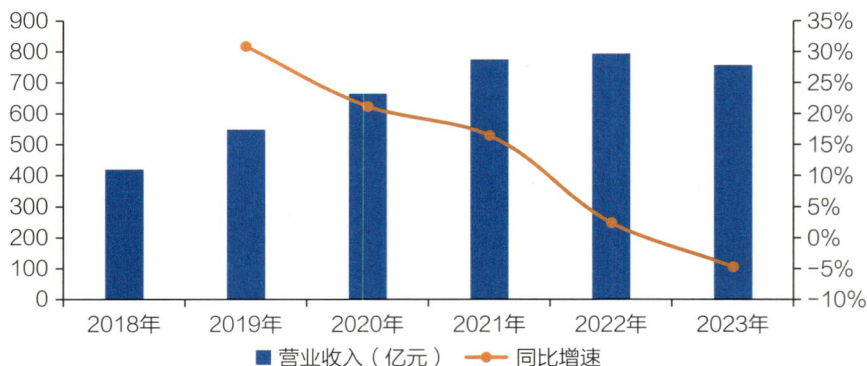

图2-112　2018—2023年中国化妆品上市企业营业收入及变化情况

数据来源：上市企业年报

（2）营业利润及变化

2018—2023年，在我国化妆品上市企业营业利润变化情况中，2023年是继2019年以来，化妆品上市企业营业利润增速最高的一年，达到32.98%（见表2-95、图2-113）。

表2-95　2018—2023年中国化妆品上市企业营业利润及变化情况

年度	营业利润（亿元）	同比增速
2018	46.05	—
2019	63.53	37.96%
2020	44.25	−30.35%
2021	50.75	14.70%
2022	49.35	−2.75%
2023	65.63	32.98%

数据来源：上市企业年报

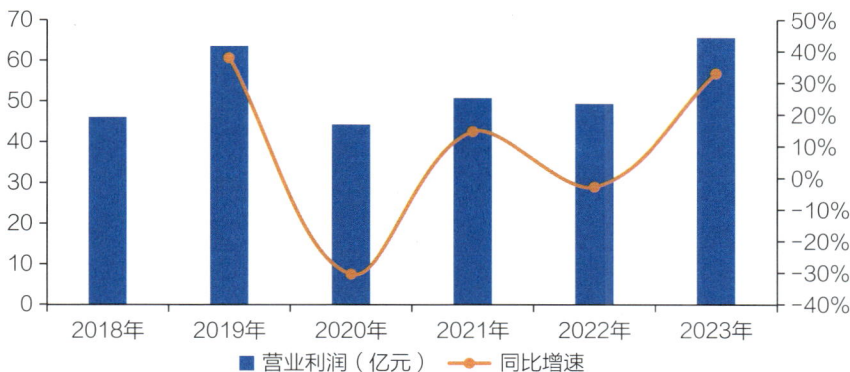

图2-113 2018—2023年中国化妆品上市企业营业利润及变化情况

数据来源：上市企业年报

（3）营业利润率

从2018—2022年中国化妆品上市企业营业利润率持续走低，在2022年营业利润率最低，为6.65%，2023年有所回升，达到9.67%（见表2-96、图2-114）。

表2-96 2018—2023年中国化妆品上市企业营业利润率

年度	营业利润率
2018	10.99%
2019	12.46%
2020	7.15%
2021	7.03%
2022	6.65%
2023	9.67%

数据来源：上市企业年报

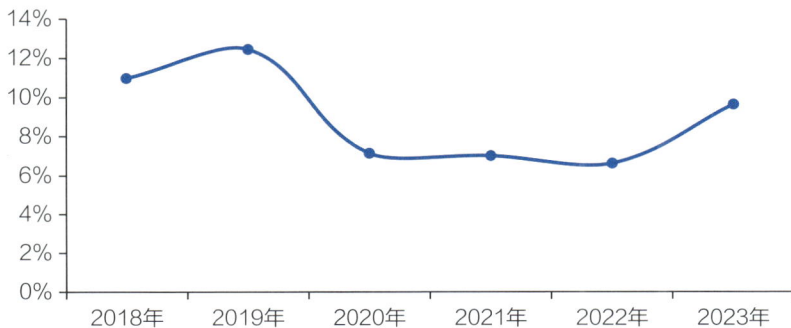

图2-114 2018—2023年中国化妆品上市企业营业利润率

数据来源：上市企业年报

（4）研发投入情况

2018—2023年间，中国化妆品上市企业研发投入逐年增长，2023年研发投入占比达到3.29%（见表2-97、图2-115）。

表2-97　2018—2023年中国化妆品上市企业研发投入情况

年度	研发投入
2018	1.91%
2019	2.07%
2020	2.02%
2021	2.38%
2022	2.85%
2023	3.29%

数据来源：上市企业年报

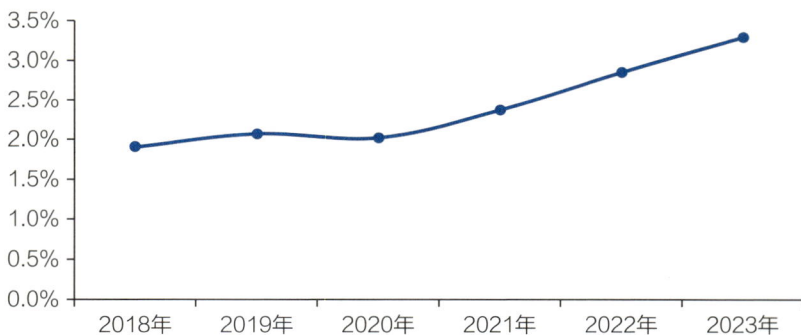

图2-115　2018—2023年中国化妆品上市企业研发投入情况

数据来源：上市企业年报

（三）产业集聚分析

1. 中国美都

（1）简介

"中国美都"主要指的是位于中国广东省广州市花都区的化妆品产业集群区域，呈现出一核四园多基地的地域分布，整体的园区占地面积超过1.2

万亩,部分建筑已进入工程验收阶段,投产后预计将会实现100亿元以上年产值。期间,获得的荣誉称号有:中国化妆品之都、中国美都等。

（2）发展情况

截至2023年10月,中国美都拥有化妆品生产企业280余家,数量位列全市各区第二,助力于产品研发、生产制造、品牌建设与营销以及推动行业发展等多个方面。主要的代表性企业有:科盈集团(专注于功效化妆品的研发,独家创研EVTECHDEL™植物纳米跨膜传导技术,推动了中国特色植物成分与现代前沿科研的生动结合)、栋方股份(主要集中在化妆品研发、生产、销售于一体的高新技术)。

（3）专业服务平台

表2-98　中国美都专业服务平台及简介

序号	平台类型	平台名称	平台简述
1	检查检验中心	广州市化妆品质量基础设施一站式服务工作站	提供检验检测、标准、计量、审查认证、知识产权、科研、检查、培训、质量管理等服务
2	物流仓储企业	广州市美都运输有限公司	以从事道路运输业为主的企业,为企业提供专业化和定制化服务
3	公共实验室	中国美都化妆品产业创新研究院	致力于化妆品原料、生产工艺、功能功效、安全评估等方面的技术攻关
4	孵化平台	美菁汇	提供成立公司、产品研发、组织生产、仓储物流、市场营销、企业管理服务、资本服务、人才服务、信息化管理、科技创新服务、公共关系等服务

数据来源:公开资料整理

（4）产业配套

表2-99　中国美都化妆品产业相关扶持政策

发布日期	发布单位	政策文件名称	相关重点内容
2023年2月	广州市人民政府	《广州市人民政府办公厅关于推动化妆品产业高质量发展的实施意见》	1. 高水平建设化妆品制造中心、消费中心、研发中心和检测中心 2. 促进数字化智能化赋能化妆品产业、全面提升品牌国际竞争力

续表

发布日期	发布单位	政策文件名称	相关重点内容
2023年3月	广州市花都区政府办公室	《推进"中国美都"化妆品产业高质量发展工作方案（2023—2025）》	1. 补强花都化妆品产业的创新研发链条，推动产学研的融合发展，促进化妆品行业高质量发展 2. 对化妆品关键核心技术申报和研发给予一定的奖励，提倡自主研发，以保证质量为前提，提升品牌影响力

数据来源：公开资料整理

2. 美妆小镇

（1）简介

美妆小镇成立于2015年，位于浙江省湖州市吴兴工业开发区（埭溪），占地面积3000亩，是融文化、旅游、社区等功能于一体的化妆品特色小镇。期间，美妆小镇获得荣誉有：美妆创新贡献奖、中华美业特殊贡献奖、中国化妆品百强连锁会议2017优秀合作伙伴等。

（2）发展情况

截至2024年3月，美妆小镇的企业数量达到281家，其覆盖了化妆品生产研发、包装设计、物流仓储、营销服务等化妆品全产业链的各个环节，形成了较为完善的产业集群。其中代表企业有：珀莱雅化妆品股份有限公司（国货美妆上市龙头企业，其珀莱雅的产品系列丰富，包括珀莱雅、彩棠等八大品牌上百单品）、御梵（是在香氛领域深耕30余年的香水企业，其专业性和品牌影响力在行业内享有盛誉）。

（3）专业服务平台

表2-100　美妆小镇专业服务平台及简介

序号	平台类型	平台名称	平台简述
1	检查检验中心	中国美妆小镇检测研发中心	提供行政审批、一站式办证窗口等一般公共服务、也有化妆品检测、研发、设计、论证等特色专业服务
2	孵化平台	湖州美妆小镇科技孵化园有限公司	科技中介服务、非居住房地产租赁、企业管理咨询、物业管理、信息咨询服务（不含许可类信息咨询服务）、信息技术咨询服务、商务代理代办服务、会议及展览服务、日用百货销售、货物进出口、技术进出口（除依法须经批准的项目外，凭营业执照依法自主开展经营活动）

续表

序号	平台类型	平台名称	平台简述
3	学习中心	国家药监局高级研修学院	国家级化妆品教学基地，提供专业知识指导、安全监管制度的培训等服务

数据来源：公开资料整理

（4）产业配套
①政策扶持

表2-101　美妆小镇化妆品产业相关扶持政策

发布日期	发布单位	政策文件名称	相关重点内容
2023年4月	浙江省药品监督管理局	《关于实施营商环境优化提升"一号改革工程"助力浙江化妆品产业高质量发展的若干举措》	1.建立普通化妆品备案同意标准、建立"准入路标""照单加油""组团服务""技术赋能"机制，以提服务质量和速度 2.引导培育品质浙妆、时尚潮妆和功效特妆，提升自身的品牌竞争力
2023年6月	湖州市政府	《湖州市加快生物医药产业高质量发展若干政策》	支持化妆品原料研发。取得化妆品新原料注册证的，每个品种奖补100万元；取得化妆品新原料备案的，每个品种奖补50万元。单个企业每年奖补总金额不超过200万元

数据来源：公开资料整理

②产业基金

浙江赤子股权投资基金管理有限公司（简称"赤子基金"）与湖州市吴兴区埭溪镇美妆小镇签订产业引导基金合作协议，成立了相关产业基金，旨在促进美妆小镇的招商引资和产业发展，整合海内外美妆产业资源，为美妆小镇的产业强链、延链、补链提供支持。

3. 上海东方美谷

（1）简介

上海东方美谷位于上海市奉贤区，是一个以奉贤区全域为载体，以"美丽健康"概念相关的产品轴、服务轴、产业轴3大坐标系构成的"三维立体产业体系"。其主要核心区域生物科技园区占地面积18.49平方公里。期间获得荣誉称号有：中国化妆品产业之都上海东方美谷、上海市特色产业园区（时尚消费品）等。

（2）发展情况

截至2023年，东方美谷核心区的纳税企业总户数攀升至34717家，相比2021年翻一番。成功吸引330家外资企业入驻，占全区引进外资企业总量的20%。其中代表性企业有：上海自然堂集团有限公司（是一家数字化驱动的生物科技美妆企业，已创立多个知名品牌，如美素、自然堂、植物智慧、春夏、珀芙研及ASSASSINA莎辛那等）、上美集团（专注于化妆品的研发、生产和销售，旗下拥有多个知名品牌，如韩束、一叶子、红色小象等）。目前，东方美谷的产值已经超过了700亿元，其中东方美谷在化妆品行业集聚上海37%的化妆品生产企业，拥有3000多个品牌，占上海全市销售额的40%，东方美谷在化妆品产业方面具有极高的集中度和市场占有率。

（3）专业服务平台

表2-102　上海东方美谷专业服务平台及简介

序号	平台类型	平台名称	平台简述
1	检查检验中心	东方美谷检验检测有限公司	主要提供化妆品检测，技术开发、技术咨询、技术服务和技术转让等工作，为化妆品企业提供全方位的技术支持
2	公共实验室	联合实验室	提供科研支持和技术服务，优势互补，共同推动化妆品产业发展
3	孵化平台	东方美谷企业集团（上海）科技创业孵化器有限公司	提供创业空间服务；技术服务、技术开发、技术咨询、技术交流、技术转让、技术推广；住房租赁；非居住房地产租赁；园区管理服务；企业管理；物业管理等服务

数据来源：公开资料整理

（4）产业配套

①政策扶持

表2-103　东方美谷化妆品产业相关扶持政策

发布日期	发布单位	政策文件名称	相关重点内容
2021年7月	上海市经济和信息化委员会	《上海市化妆品产业高质量发展行动计划》（2021—2023年）	1. 深入研究生物工程学、皮肤科学和植物学等前沿科技 2. 推进化妆品原料检测方法技术的突破 3. 打造中国知名自主品牌，发挥集聚效应，提升自身竞争力

续表

发布日期	发布单位	政策文件名称	相关重点内容
2023年11月	上海东方美谷等国内外化妆品企业	《东方美谷ESG联合倡议书》	提倡化妆品行业关注环境保护、履行社会责任、加强企业治理。这有助于推动化妆品行业的可持续发展

数据来源：公开资料整理

②产业基金

东方美谷私募投资基金，成立于2023年9月6日，基金规模1.52亿元，将会进一步对外募资，目标规模为4亿元。主要的投资领域专注于高速发展期的优质生物医药和化妆品相关企业。

（四）产业高质量发展总结及趋势

1. 研发是行业高质量发展的基本保障

研发费用的投入为化妆品企业研发活动的开展提供基本保障，近几年，国内化妆品龙头对研发费用的投入显著提高，重视研发并提高研发实力已成为行业共识。在研发理念方面，珀莱雅、贝泰妮等企业重新搭建了研发体系和组织架构；在研发技术方面，在原有优势技术的基础上向合成生物、基因工程等新技术领域拓宽；在人员方面，研发团队升级、换帅，加深与高校、科研院所、医院、专业机构等多方合作。除了本土的创新研发市场，化妆品企业还需要积极拓展新兴市场和国际市场，提高企业在国际市场上的竞争力。从化妆品出口情况来看，2023年，国内美容化妆品及洗护用品出口数量及金额均显著升高。

2. 新原料创新驱动化妆品产业升级

化妆品新原料研究创新是化妆品技术创新的基础。2023年底，国家药监局发布《关于化妆品新原料鼓励创新和规范管理有关事宜的公告》，鼓励结合我国传统优势项目和特色植物资源开发化妆品新原料，支持运用现代科学技术进行化妆品原料研究创新，对化妆品产业发展具有重要意义。

同时，还要求对化妆品新原料进行规范管理，有助于确保新原料质量安全，进一步保障消费者用妆安全。该文件的提出为化妆品领域创新发展指明方向，激发企业开发新原料的积极性。

3. 银发经济为化妆品行业提供发展新机遇

银发经济是向老年人提供产品或服务，以及为老龄阶段做准备等一系列经济活动的总和，涉及面广、产业链长、业态多元、潜力巨大。2024年初，国务院办公厅印发《关于发展银发经济增进老年人福祉的意见》，这是国家出台的首个支持银发经济发展的专门文件，发展银发经济是推动国内经济高质量发展的有力举措。该文件指出，在化妆品相关领域，鼓励发展抗衰老产业，深化皮肤衰老机理、人体老化模型、人体毛发健康等研究，推进化妆品原料研发、配方和生产工艺设计开发。国家对银发经济的重视，将为化妆品行业提供了新的消费增长点。

4. 监管规范化助力化妆品行业健康发展

2018年以来，国家药监局组建化妆品监督管理司，各级化妆品监管机构建设全面加强，随着注册管理、备案管理、核查检验工作的不断优化，化妆品行业朝着高质量的方向发展。2024年4月底，国家药监局发布《化妆品检查管理办法》，这是国内化妆品监管领域第一次系统规范化妆品检查工作的规范性文件。新规的发布在全面规范检查工作的同时，着力推动各部门工作的有效衔接，形成监管合力，督促化妆品生产经营者落实法规要求，切实履行化妆品质量安全主体责任，将对加强化妆品监管、保障消费者权益、促进化妆品行业的健康发展具有重要意义。

第三部分

专题分析

一、医疗器械带量采购现状及趋势

（一） 集采回顾

1. 国家集采政策进展

（1）年度工作思路

2023年3月1日，国家医疗保障局办公室《关于做好2023年医药集中采购和价格管理工作的通知》发布，指出2023年重点工作在于按照"一品一策"的原则开展新批次国家组织高值医用耗材集采。做好脊柱类耗材集采中选结果落地执行，参照人工关节置换手术价格专项调整的做法，优先调整与脊柱类耗材集采相关的手术价格。适时启动人工关节集采全国统一接续。聚焦心内科、骨科重点产品，指导更多省份推进吻合器、超声刀等普外科耗材集采，继续探索体外诊断试剂集采，各省份至少开展1批省级耗材集采。重点指导陕西牵头开展硬脑（脊）膜补片、疝修补耗材省际联盟采购，河南牵头开展神经外科等耗材省际联盟采购，安徽牵头开展体外诊断试剂省际联盟采购。

（2）医保医用耗材支付管理

2023年9月5日，国家医疗保障局办公室《关于做好基本医疗保险医用耗材支付管理有关工作的通知》发布，鼓励优先将符合现行支付政策的集中带量采购中选耗材纳入目录。探索对独家或高值产品通过谈判等方式准入。鼓励各省探索制定医用耗材医保支付标准，并进行动态调整。完善支付标准与集中采购价格协同机制，集中带量采购中选产品按相关规定确定支付标准。探索以准入谈判等方式合理确定部分高值医用耗材支付标准。2023年7月26日，《关于做好2023年城乡居民基本医疗保障工作的通知》发布，在医药集中采购和价格管理方面，提出四项具体要求：一是持续扩大药品耗材集中带量采购覆盖面，严格集采量执行，促进医疗机构优先使用集采中选产品。二是持续完善医药集采平台功能，提升药品耗材"网采率"和集采平台统一服务水平。三是持续推进实施全国医药价格监测工程，加强全国挂网药品价格信息共享和价格查询。四是做好医药价格和招采信用评价，开展医疗服务价格改革试点评估。

（3）集采监管

集采监管方面主要工作在于加强非中选品种采购管理以及严格集采"量"的执行。国家医保局联合国家卫健委起草的《关于进一步加强医药集中带量采购执行工作的通知（征求意见稿）》指出，为加强执行集中带量采购结果，国家从医疗机构使用中选产品监管、结余留用政策、医疗服务价格、医疗机构内部考核、招采子系统、各级医保部门监测、政策解读与宣传培训等十方面，对集采全流程管理提出具体工作要求。

2023年7月14日，《2023年医疗保障基金飞行检查工作方案》发布，要求检查内控管理、财务管理、药品耗材集中带量采购执行情况、医保基金使用过程中涉及的医疗服务行为和收费行为等。

2. 国家集采

人工晶体首纳入、骨科集采全覆盖。2020年10月，国家组织冠脉支架集中带量采购文件发布，启动冠脉药物洗脱支架系统（材质为钴铬合金或铂铬合金，载药种类为雷帕霉素及其衍生物）国家层面的集中带量采购。同年11月公布的中选结果显示，中选产品有10个品类，产品平均降价达93%，支架产品价格从均价1.3万元降至700元左右。此次集采在降低产品价格、满足患者需求、改变行业经营环境等多方面成效显著。

2021年6月，国家医保局发布《国家组织人工关节集中带量采购公告（第1号）》标志着将组织开展针对人工关节的第二批国家集采，在充分总结第一批集采经验的基础上，在报量方式、中选规则、分量规则、伴随服务等方面进行创新性探索，平均降幅达82%。

2022年7月，针对骨科脊柱类耗材的第三批国家集采开标，152家企业中选，中选率89%，平均降幅84%。同年9月，国家启动冠脉支架集中带量采购协议期满后接续采购。

前三批国采聚焦于群众最为关注的心内科、骨科领域，平均降幅超80%，冠脉支架接续更是为地方接续提供"国家模板"。

2023年11月，第四批高值医用耗材国家联采在天津开标，涉及骨科运动医学医用耗材和人工晶体两大类。此轮联采延续了前三轮的部分基本规则（如带量竞价、最高有效申报价限价、差额中选、有保底价格、降幅50%限制、设复活机制、价低分量高等）。高值医用耗材每一批联采都会按照产品特点制定特别规则，体现了"因材施策、一品一策"的指导原则。此次集采首次纳入运动医学类耗材产品，使得骨科领域耗材集采基本实现全覆盖，促进骨科类手术费用下降（见表3-1）。

表3-1　2020—2023年国家组织医疗器械集中带量采购文件汇总

序号	发布时间	文件名称	采购品种
1	2020-10-16	《国家组织冠脉支架集中带量采购文件（GH-HD2020-1）》	冠脉支架
2	2021-6-21	《国家组织人工关节集中带量采购公告（第1号）》	人工关节类
3	2022-7-11	《国家组织骨科脊柱类耗材集中带量采购公告（第1号）》	骨科脊柱类
4	2022-9-9	《国家组织冠脉支架集中带量采购协议期满后接续采购公告（第1号）》	冠脉支架
5	2023-9-14	《国家组织人工晶体类及运动医学类医用耗材集中带量采购公告》	人工晶体类、运动医学类

数据来源：公开数据统计整理

3. 联盟集采

IVD集采时代开启、集采范围不断增大。以省际联盟的模式开展国家组织以外的医疗器械集中带量采购，成为医疗器械集中带量采购的主流模式，形成以陕西、河南、安徽、京津冀、广东等核心区域为主导的省际联盟，瞄准硬脑（脊）膜补片、疝修补耗材、神经外科类等耗材以及体外诊断试剂，将集采范围扩大至多个省份。

据最新数据整理，2023年我国共开展15次医疗器械省际联盟集中带量采购[12]。涵盖骨科创伤类、神经外科类、止血材料类等多种医用耗材以及体外诊断试剂。值得一提的是在2023年以前体外诊断试剂的集中带量采购都是省级形式，2023年开始以省际联盟的形式开展体外诊断试剂的集中带量采购，也就是说IVD行业正式开启集采时代（见表3-2）。

---

[12] 统计时间范围说明：2023年医疗器械集中带量采购统计范围为发布于2023年1月1日—2023年12月31日的首份医疗器械集中带量采购公告/文件。

表3-2 2023年省际联盟医疗器械集中带量采购文件汇总

序号	采购文件	发布时间	集采产品	联盟地区
1	《京津冀"3+N"联盟关节骨水泥类医用耗材集中带量采购公告》	2023/5/20	关节骨水泥类医用耗材	北京、天津、河北、山西、内蒙古、辽宁、吉林、黑龙江、上海、浙江、江苏、安徽、福建、江西、山东、河南、湖北、湖南、广东、广西、海南、重庆、四川、贵州、云南、西藏、陕西、甘肃、青海、宁夏、新疆等省（自治区、直辖市）和新疆生产建设兵团
2	《京津冀"3+N"联盟冠脉扩张球囊带量联动采购和使用工作方案》	2023/2/9	冠脉扩张球囊	北京、天津、河北、山西、辽宁、吉林、黑龙江、河南、海南、重庆、四川、贵州、云南、西藏、陕西、甘肃、青海、新疆等省（自治区、直辖市）和新疆生产建设兵团
3	《京津冀"3+N"联盟冠脉导引导管带量联动采购和使用工作方案》	2023/2/9	冠脉导引导管	北京、天津、河南、广东、四川
4	《京津冀"3+N"联盟冠脉导引导丝带量联动采购和使用工作方案》	2023/2/9	冠脉导引导丝	北京、天津、河南、广东、海南、四川、甘肃、宁夏
5	《省际联盟骨科创伤类医用耗材集中带量采购公告》	2023/9/18	骨科创伤类医用耗材	天津、河北、山西、内蒙古、辽宁、吉林、黑龙江、安徽、福建、江西、山东、河南、湖北、湖南、广东、广西、海南、重庆、四川、贵州、云南、西藏、陕西、甘肃、青海、宁夏、新疆等省（自治区、直辖市）和新疆生产建设兵团

续表

序号	采购文件	发布时间	集采产品	联盟地区
6	《关于公布河北省牵头三明采购联盟医用耗材集中带量采购〈采购文件〉的通告》	2023/4/10	可吸收血管结扎夹、一次性活检针、一次性使用输尿管导引鞘、血管鞘、免打结缝合线、房间隔缺损封堵器、造影导管、Y接头、角膜塑形用硬性透气接触镜（夜戴型）、一次性使用无菌外周血管内药物涂层球囊、颅内支架、动脉瘤夹、心脏固定器（稳定器）、一次性使用温度传感器、一次性使用血氧饱和度传感器、泌尿取石网篮、一次性使用高压造影注射器及附件、一次性压力延长管、医用干式胶片	河北、海南、青海、江西、辽宁、广西、三明
7	《京津冀"3+N"联盟28种医用耗材集中带量采购公告》	2023/12/12	外周血管弹簧圈、一次性输液接头消毒帽、左心耳封堵器及其输送系统、医用胶、止血夹、止血粉、止血纱布、止血海绵、止血非织布、颅内支架（狭窄扩张）、颅内取栓支架、透析用长期中心静脉导管（TCC）、透析用临时中心静脉导管（NCC）、一次性使用医用喉罩、一次性使用植入式给药装置专用针、心肌停跳液、外周溶栓导管、冠脉微导管、冠脉切割/棘突/乳突球囊、吹雾管、气管支气管支架、胆胰扩张球囊、神经介入导引导管及支撑辅助导管、胸骨结扎带、血栓保护装置、经外周中心静脉导管（PICC）、经皮胆道支架、消化介入注射针	安徽、新疆生产建设兵团、广西、贵州、江西、辽宁、西藏、新疆、云南、三明
8	《关于对〈通用介入和神经外科类医用耗材省际联盟带量采购文件〉进行公示的公告》	2023/8/10	通用介入和神经外科类医用耗材	河南、山西、辽宁、吉林、黑龙江、安徽、江西、湖南、广东、广西、海南、贵州、云南、西藏、青海、宁夏、新疆、新疆生产建设兵团、福建、湖北
9	《肾功和心肌酶生化类检测试剂省际联盟集中带量采购公告》	2023/11/24	肾功和心肌酶生化类检测试剂	江西、河北、山西、内蒙古、辽宁、吉林、黑龙江、安徽、福建、河南、湖北、湖南、广西、海南、重庆、四川、贵州、西藏、陕西、甘肃、青海、宁夏、新疆、新疆生产建设兵团

续表

序号	采购文件	发布时间	集采产品	联盟地区
10	《省际联盟硬脑（脊）膜补片、疝修补材料集中带量采购公告》	2023/12/14	硬脑（脊）膜补片、疝修补材料	陕西、浙江、江西、湖北、湖南、甘肃
11	《关于公布〈输注泵省际联盟集中带量采购文件（ZJHCCG-2023-02）〉的通知》	2023/11/29	输注泵	北京、天津、河北、山西、内蒙古、辽宁、吉林、黑龙江、上海、江苏、浙江、安徽、福建、江西、山东、河南、湖北、湖南、广东、广西、海南、重庆、四川、贵州、云南、西藏、陕西、甘肃、青海、宁夏、新疆等省（自治区、直辖市）和新疆生产建设兵团
12	《关于公布〈冠脉血管内超声诊断导管省际联盟集中带量采购文件（ZJHCCG-2023-01）〉的通知》	2023/11/29	冠脉血管内超声诊断导管	北京、天津、山西、内蒙古、辽宁、吉林、黑龙江、上海、浙江、安徽、福建、江西、山东、河南、湖北、湖南、广东、广西、海南、重庆、四川、贵州、西藏、陕西、甘肃、青海、宁夏、新疆等省（自治区、直辖市）和新疆生产建设兵团
13	《二十五省（区、兵团）2023年体外诊断试剂省际联盟集中带量采购文件（第一号）》	2023/11/17	体外诊断试剂	安徽、河北、山西、内蒙古、辽宁、吉林、黑龙江、福建、江西、山东、河南、湖北、湖南、广西、海南、四川、贵州、云南、西藏、陕西、甘肃、青海、宁夏、新疆、新疆生产建设兵团
14	《关于发布〈省际联盟补片类集中带量采购文件〉的公告（第1号）》	2023/5/26	疝补片（腹股沟疝补片、腹壁疝补片）、硬脑（脊）膜补片	辽宁、山西、内蒙古、吉林、黑龙江、海南、贵州、青海、西藏、宁夏、新疆、新疆生产建设兵团
15	《内蒙古自治区组织止血材料类医用耗材省际联盟集中带量采购公告》	2023/11/15	止血材料类医用耗材	山西、内蒙古、黑龙江、吉林、辽宁、江西、海南、陕西、甘肃、青海、宁夏、贵州、西藏、新疆生产建设兵团

数据来源：公开数据统计整理

4. 省级集采

品种无禁区,集采范围不断扩大。以省级单独开展其他医用耗材集中带量采购,并不断尝试新的采购品种。省级单独开展集采次数较多的省份为河南省,两次采购产品均为神经介入类、外周介入类医用耗材,实际上是为后续由河南省牵头的大型神经外科类医用耗材省际联盟集中带量采购做好准备。整体来看,省级集采不仅将人工晶体、超声刀、神经介入等群众需求量大的医用耗材纳入采购范围,同时也创新性地纳入弹簧圈等低国产化医用耗材,逐步突破集采"安全区"。

根据最新数据整理,2023年我国10个省(自治区、直辖市)共开展11次医疗器械省级集中带量采购(见表3-3)。

表3-3　2023年省级医疗器械集中带量采购文件汇总

序号	省份	采购文件	发布时间	集采产品
1	上海	《上海市人工晶体集中带量采购文件(采购文件编号:SH-HD2023-1)》	2023/1/13	人工晶体
2	河南	《关于成立河南省公立医疗机构医用耗材采购联盟的通知》	2023/3/13	神经介入类、外周介入类医用耗材
3	山东	《山东省第三批医用耗材集中带量采购文件》	2023/3/16	超声刀头和腔镜切割吻/缝合器及钉仓(钉匣)
4	河南	《关于第二批河南省公立医疗机构医用耗材采购联盟事项的通知》	2023/3/30	神经介入类、外周介入类医用耗材
5	湖南	《关于公布湖南省市际联盟低值医用耗材集中带量采购文件的通知》	2023/4/20	一次性使用静脉留置针固定贴膜、一次性使用雾化吸入器、一次性使用避光输液器、一次性鼻氧管(带湿化瓶)、一次性使用真空采血管、一次性使用医用喉罩、医用高分子夹板、医用高分子绷带
6	云南	《曲靖市第三批(全省联盟)医用耗材集中带量采购公告(一)》	2023/7/31	血糖试纸、可/不可吸收结扎夹-单发、一次性使用包皮切割吻合器、便携式电动输注(液)泵/一次性使用便携式输注泵非电驱动、一次性使用真空采血管
7	福建	《福建省第四批医用耗材集中带量采购文件》	2023/8/10	输液器、泌尿取石网篮、泌尿介入导丝、输尿管支架等4类医用耗材

序号	省份	采购文件	发布时间	集采产品
8	广东	《神经介入弹簧圈类医用耗材集中带量采购文件》	2023/9/23	神经介入弹簧圈类医用耗材
9	安徽	《安徽省一次性射频、等离子刀头等医用耗材集中带量采购公告》	2023/11/22	一次性射频、等离子刀头及电切环医用耗材
10	江苏	《江苏省第九轮医用耗材集中带量采购公告（一）》	2023/12/1	神经介入支撑辅助导管（中间导管）、微导管（弹簧圈输送）、颅内球囊扩张导管（含输送型颅内球囊扩张导管）
11	甘肃	《甲状腺功能检测试剂集中带量采购公告（一）》	2023/12/27	甲状腺功能检测试剂

数据来源：公开数据统计整理

（二）　实施情况

1. 省份采购情况

2023年共有32个省（自治区、直辖市）参与医疗器械的带量采购工作，除国家集中带量采购外，带量采购工作主要以省际联盟的形式开展。2023年共有32个省（自治区、直辖市）参与联盟带量采购工作。此外，共有10个省份进行单独省级的带量采购工作。

从全国各省（自治区、直辖市）参与集中带量采购次数来看，辽宁、河南和海南共参与集中带量采购13次，数量居全国首位。新疆生产建设兵团、西藏、青海、江西、贵州和甘肃并列第二，数量均为12次。

从各省（自治区、直辖市）参与省际联盟带量采购的次数来看，辽宁和海南参与的省际联盟带量采购次数最多，均为12次。新疆生产建设兵团、西藏、青海、江西和贵州并列第二，数量均为11次。

从单独省级带量采购次数来看，河南省开展单独省级带量采购工作次数最多，共2次（见图3-1）。

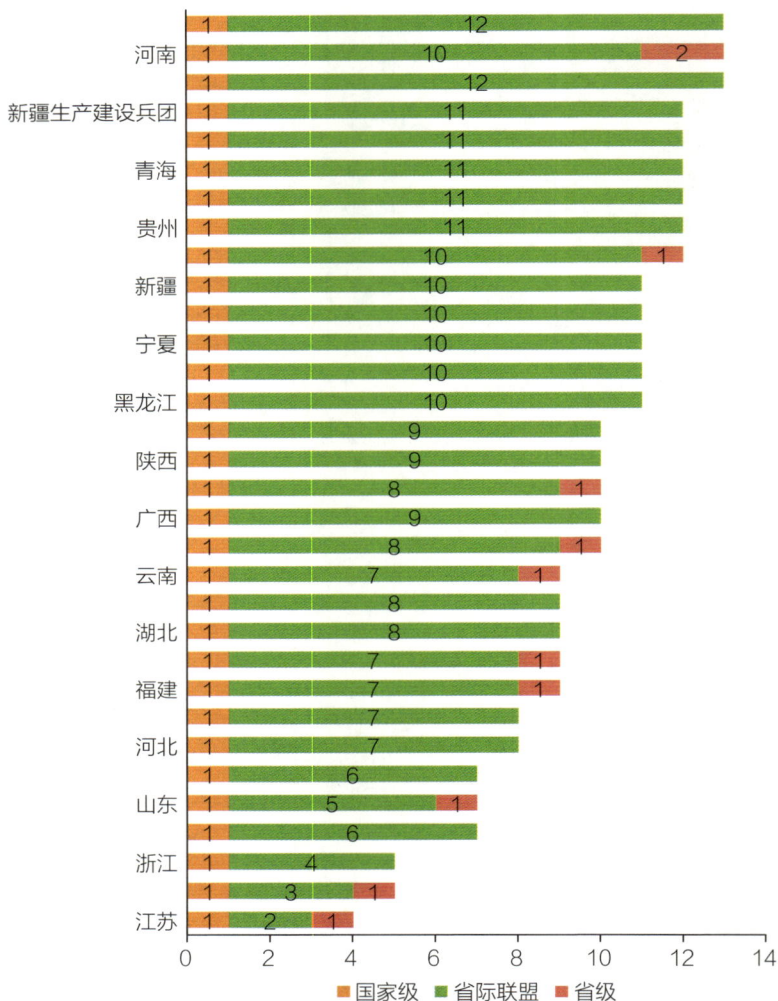

图3-1 2023年各省(区、市)开展医疗器械集中带量采购次数(次)

数据来源:公开数据统计整理

2. 采购品种分布

截至2023年12月31日,我国医疗器械耗材集采相关产品主要集中在心血管、骨科耗材两个领域,其中骨科耗材类产品中标数量最多。随着医疗器械带量采购工作持续推进,未来可能有更多的省份或联盟参与,采购的种类和范围也会不断扩大(见表3-4)。

续表

表3-4　2023年医疗器械集中带量采购产品及覆盖区域

序号	采购产品	项目文件名称	覆盖省份
1	人工晶体类医用耗材	《国家组织人工晶体类及运动医学类医用耗材集中带量采购公告》（第1号）	全国
2	运动医学类		
3	关节骨水泥类医用耗材	《京津冀"3+N"联盟关节骨水泥类医用耗材集中带量采购公告》	北京、天津、河北、山西、内蒙古、辽宁、吉林、黑龙江、上海、浙江、江苏、安徽、福建、江西、山东、河南、湖北、湖南、广东、广西、海南、重庆、四川、贵州、云南、西藏、陕西、甘肃、青海、宁夏、新疆等省（自治区、直辖市）和新疆生产建设兵团
4	骨科创伤类医用耗材	《省际联盟骨科创伤类医用耗材集中带量采购公告》	天津、河北、山西、内蒙古、辽宁、吉林、黑龙江、安徽、福建、江西、山东、河南、湖北、湖南、广东、广西、海南、重庆、四川、贵州、云南、西藏、陕西、甘肃、青海、宁夏、新疆等省（自治区、直辖市）和新疆生产建设兵团
5	可吸收血管结扎夹、一次性活检针、一次性使用输尿管导引鞘、血管鞘、免打结缝合线、房间隔缺损封堵器、造影导管、Y接头、角膜塑形用硬性透气接触镜（夜戴型）、一次性使用无菌外周血管内药物涂层球囊、颅内支架、动脉瘤夹、心脏固定器（稳定器）、一次性使用温度传感器、一次性使用血氧饱和度传感器、泌尿取石网篮、一次性使用高压造影注射器及附件、一次性压力延长管、医用干式胶片	《京津冀"3+N"联盟28种医用耗材集中带量采购公告》	安徽、广西、贵州、江西、辽宁、西藏、新疆、云南、新疆生产建设兵团、三明
6	通用介入类医用耗材	《关于对〈通用介入和神经外科类医用耗材省际联盟带量采购文件〉进行公示的公告》	河南、山西、辽宁、吉林、黑龙江、安徽、江西、湖南、广东、广西、海南、贵州、云南、西藏、青海、宁夏、新疆、新疆生产建设兵团、福建、湖北
7	神经外科类医用耗材		

续表

序号	采购产品	项目文件名称	覆盖省份
8	肾功生化类检测试剂	《肾功和心肌酶生化类检测试剂省际联盟集中带量采购公告》	江西、河北、山西、内蒙古、辽宁、吉林、黑龙江、福建、河南、湖北、湖南、广东、广西、海南、重庆、贵州、陕西、甘肃、青海、宁夏、新疆、新疆生产建设兵团、云南
9	心肌酶生化类检测试剂		
10	硬脑（脊）膜补片	《省际联盟硬脑（脊）膜补片、疝修补材料集中带量采购公告》、《关于发布〈省际联盟补片类集中带量采购文件〉的公告（第1号）》	陕西、浙江、江西、湖北、湖南、甘肃、辽宁、山西、内蒙古、吉林、黑龙江、海南、贵州、青海、西藏、宁夏、新疆
11	疝修补材料		
12	输注泵	《关于公布〈输注泵省际联盟集中带量采购文件（ZJHCCG-2023-02）〉的通知》	北京、天津、河北、山西、内蒙古、辽宁、吉林、黑龙江、上海、江苏、浙江、安徽、福建、江西、山东、河南、湖北、湖南、广东、广西、海南、重庆、四川、贵州、云南、西藏、陕西、甘肃、青海、宁夏、新疆等省（自治区、直辖市）和新疆生产建设兵团
13	冠脉血管内超声诊断导管	《关于公布〈冠脉血管内超声诊断导管省际联盟集中带量采购文件（ZJHCCG-2023-01）〉的通知》	北京、天津、山西、内蒙古、辽宁、吉林、黑龙江、上海、浙江、安徽、福建、江西、山东、河南、湖北、湖南、广东、广西、海南、重庆、四川、贵州、西藏、陕西、甘肃、青海、宁夏、新疆等省（自治区、直辖市）和新疆生产建设兵团
14	止血材料类医用耗材	《内蒙古自治区组织止血材料类医用耗材省际联盟集中带量采购公告》	山西、内蒙古、黑龙江、吉林、辽宁、江西、海南、陕西、甘肃、青海、宁夏、贵州、西藏、新疆生产建设兵团
15	冠脉导引导管	《京津冀"3+N"联盟冠脉导引导管带量联动采购和使用工作方案》	北京、天津、河南、广东、四川
16	冠脉导引导丝	《京津冀"5+N"联盟冠脉导引导丝带量联动采购和使用工作方案》	北京、天津、河南、广东、海南、四川、甘肃、宁夏

续表

序号	采购产品	项目文件名称	覆盖省份
17	冠脉扩张球囊	《京津冀"5+N"联盟冠脉扩张球囊带量联动采购和使用工作方案》	北京、天津、河北、山西、辽宁、吉林、黑龙江、河南、海南、重庆、四川、贵州、云南、西藏、陕西、甘肃、青海、新疆等省（自治区、直辖市）和新疆生产建设兵团
18	体外诊断试剂	《二十五省（区、兵团）2023年体外诊断试剂省际联盟集中带量采购文件（第一号）》	安徽、河北、山西、内蒙古、辽宁、吉林、黑龙江、福建、江西、山东、河南、湖北、湖南、广西、海南、四川、贵州、云南、西藏、陕西、甘肃、青海、宁夏、新疆、新疆生产建设兵团

数据来源：公开数据统计整理

3. 集采价格降幅

相比2020年的降价高达93%冠脉支架全国集采，第四批国采的平均降幅为70%。集采让价格回归合理区间，同时又避免影响企业生产以及创新的积极性，让市场处于动态竞争的格局，已成为当下耗材集采的一大趋势（见图3-2）。

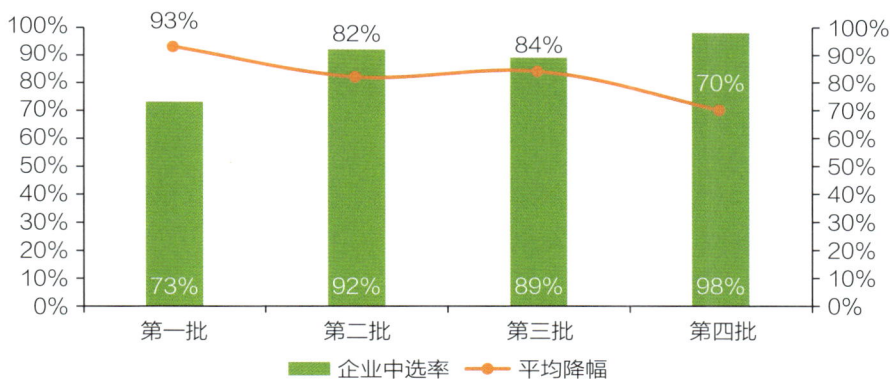

图3-2　国家组织医用耗材集中带量采购企业中选率与平均降幅

数据来源：公开数据统计整理

在2023年医疗器械部分集中带量采购降幅中，省际联盟集采中的骨科创伤类医用耗材平均降幅最高，达到了88.7%，体外诊断试剂的平均降幅最低，仅为53.9%（见表3-5）。

表3-5 2023年医疗器械部分集中带量采购降幅

级别	集采产品	平均降幅
国家级	人工晶体类耗材 运动医学类耗材	人工晶体类耗材: 60% 运动医学类耗材: 74%
省际联盟	关节骨水泥类医用耗材	83.13%
	骨科创伤类医用耗材	88.65%
	可吸收血管结扎夹、一次性活检针、一次性使用输尿管导引鞘、血管鞘、免打结缝合线、房间隔缺损封堵器、造影导管、Y接头、角膜塑形用硬性透气接触镜（夜戴型）、一次性使用无菌外周血管内药物涂层球囊、颅内支架、动脉瘤夹、心脏固定器（稳定器）、一次性使用温度传感器、一次性使用血氧饱和度传感器、泌尿取石网篮、一次性使用高压造影注射器及附件、一次性压力延长管、医用干式胶片	62.3%
	通用介入类医用耗材 神经外科类医用耗材	通用介入类: 65.40% 神经外科类: 68.55%
	疝补片（腹股沟疝补片、腹壁疝补片）、硬脑（脊）膜补片	72.14%
	体外诊断试剂	53.9%
省级	神经介入弹簧圈类医用耗材	71%

数据来源：公开数据统计整理

（三）未来展望

1. 集采范围不断扩大

目前来看，不仅低值耗材领域集采全面铺开、IVD领域集采无禁区，在高值耗材领域，也并非只有同质化、降价空间大的常规产品纳入带量采购范围，国产占比不足10%的耗材领域，低国产化产品也逐渐相继进入集采。此外，集采还蔓延至消费医疗赛道，如口腔类耗材大规模集采，种植牙进入百元时代；毛利率高达90%的OK镜进入千元时代，高毛利率的眼科耗材也迈入集采行列。

2. 降幅趋温和，DRG联动威力增强

从首轮冠脉支架国采时降幅击穿出厂价，到第二轮关节、第三轮骨科脊柱国采时逐渐趋于缓和，再到第四批人工晶体类及运动医学类医用耗材

70%的平均降幅，从过去四轮国采政策制定来看，政策力度开始逐渐趋于温和，对淘汰率、最高有效报价等规则的制定上做出了较好的平衡。

12月14日，北京市医保局发出《关于推行DRG付费和带量采购联动管理有关问题的通知》，决定在北京市推行DRG付费和带量采购联动管理工作。相比严格控制降价力度，通过带量采购联动DRG改革，将药品耗材从医院的收入来源转变为主要控费目标，让医院掌握主动权，从而全面推动带量采购在医院端全面落地的举措值得关注。

3. 国产化替代加速，中选企业数量增多

从前四批医疗器械国采分析，国产企业申报率增加，可见集采进一步加速了国产化替代进程，部分国产企业通过集采政策实现"弯道超车"，获得大部分市场份额。

例如，2022年，借力集采，爱康、春立与进口厂商一起跻身成为人工关节头部企业；2022年9月，国家组织骨科脊柱类耗材集中带量拟中选结果出炉，国内多家品牌产品位列需求榜首，收获颇丰。

4. 优势企业中选，行业集中度进一步提升

从2023年大批量的集采中标结果来看，集采颠覆了原先的市场逻辑，行业格局重塑，市场份额正在向头部企业聚拢，这一点在2023年低值耗材领域较为明显。

此外，从前几次国采来看，头部企业均中选，品种中选率总体呈上升趋势，由此可见，部分国产企业利用集采政策进入主流市场，同时优势企业也通过集采进一步巩固了优势地位，获得较大市场份额。

二、化药口服固体制剂连续制造概况及发展

连续制造（Continuous Manufacturing）是指通过计算机系统控制一系列单元操作（这些单元操作经过高度集成、整合），使起始物料连续不断地进入系统，而输出物料以同样的速度连续不断地被输出，整个系统始终被计算机控制系统监控。[1]

药品连续制造是制药工业的先进技术体系应用，可以利用较小的生产设施和设备，通过应用实验设计（DOE）、质量源于设计（QbD）和过程分析技术（PAT）等现代科学制造理念，实现高效、可靠、安全的强大组合，是近年来制药工艺的一个新兴领域，是21世纪药品制造业的一个新的转折点。

（一）　固体制剂连续制造的技术优势

生产效率提高：在传统的批量制造中，活性药物成分（API）或成品药是通过多个工序以间歇的方式制造的，连续制造则通过物料在整体系统中以连续的过程进行。[2]连续制造相对于传统的批量制造方式能够显著提高生产效率。连续制造流程中的无缝转换和持续运行，可避免生产中的停顿和等待时间，从而缩短生产周期，提高产量。

质量一致性：连续生产线高度的自动化控制，减少了人工干预，通过闭环操作，数据模型，过程控制，可消除批间的差异，保持产品一致性，由此确保了药品质量。

快速市场响应：连续制造通过应用在线检测技术，可取代现有的取样检测环节，实现物料快速或实时检测，从而缩短生产周期，快速响应市场。这对于当前以创新为主的大环境，无疑给客户提供一个把握先机的优势。

缩短药品研发和生产周期：连续制造的灵活性能够有效降低批量放大效应，更容易实现研发到商业化生产的技术转移。结合先进的PAT技术对

产品属性和工艺参数的实时监测，有效加快实验进程，缩短实验时间。这为企业提供了更大的创新空间，可以更迅速地推出新的产品。

供应链整合：连续制造有助于整合供应链，提高生产计划的可预测性。这有助于降低库存水平，减轻供应链风险。

数字化技术应用：连续制造与数字化技术的结合，如物联网（IoT）、大数据分析和人工智能，可以实现更智能、精准的生产过程控制，提高效率和质量。

运营成本降低：连续设备的高度集成和智能化控制将极大减少操作人员数量，降低生产能耗，缩短生产和检测周期，从而大幅降低运营成本。例如，Janssen公司的Prezista（Darunavir）连续生产线，将原来批生产工艺所有工序（称量、粉碎、混合、压片、包衣）集成为一条直接压片固体制剂连续生产线。使该产品的生产和检测时间缩短了80%，产品的生产周期可以从2周缩短到1天，同时生产废料减少了1/3[3]。

Novartis公司表示制药行业的连续生产有可能将药物生产时间缩短90%，将药物制造成本降低30%–50%[4]。

（二） 国际药品连续制造概况

鉴于连续制造明显的技术优势，欧美日监管机构（EMA，MHRA，FDA和PDMA）都高度关注和支持药品的连续生产。近20年，美国FDA大力推广和支持连续制造技术，并成立ETT小组、制定区域性指南、颁布政策（FDA/USP），科研机构与工业联盟积极参与（C–SOP、Novartis–MIT等）。日本PMDA成立IMT–WVG工作组、制定区域性指南、监管合作。[5]欧盟EMA成立PAT小组负责解决PAT实施和监管相关问题，已有PAT/PVIRTRT框架。国际人用药品注册技术协调会（ICH）《Q13：原料药和制剂的连续制造》于2023年7月在欧洲实施。该指南概述了连续制造的开发、实施、运营和生命周期管理的综合方法。

在药品监管机构推动下，多个连续制造生产工厂陆续建立、投产。2015年福泰公司（Vertex）第一个申报连续流制造的制药公司，在波士顿耗资3千万美元，建起一座4000平方英尺的连续流制造工厂。2016年葛兰素史克（GSK）在新加坡耗资2900万美元的连续流制造工厂。2016年强生

（J.J）公司在波多黎各建立连续流制造车间。2018年诺华（Novartis）公布了在瑞士巴塞尔建造的连续制造工厂。印度的雷迪博士实验室、迈兰制药公司和奥罗宾多制药公司等正在印度建设CM制药生产线（见表3-6）。

表3-6 FDA、EMA、PMDA已有的连续制造技术产品

商品名	生产商	生产工艺	批准机构	首次获批	注册申报方式
Orkambi	Vertex	连续湿法制粒	FDA，EMA	2015	新药申报
Prezista	Janssen	连续直接压片	FDA，EMA	2016	补充申请
Verzenioc	Eli Lilly	连续直接压片	FDA，EMA，PMDA，NMPA	2017	新药申报
Lobrenac	Pfizer	连续直接压片	FDA	2018	新药申报
Daurismoc	Pfizer	连续直接压片	FDA，EMA	2018	新药申报
Symdeko/Symkevi	Vertex	连续干法制粒	FDA，EMA	2018	新药申报
Tramacet	Janssen	连续湿法制粒	PMDA	2019	新药申报
Trikafta/Kaftrioe	Vertex	连续干法制粒	FDA，EMA	2019	新药申报
Tazverik	Eisai	连续湿法制粒	PMDA	2021	新药申报
Cibingo	Pfizer	连续直接压片	PMDA，EMA，FDA，NMPA，MHRA	2021	新药申报

（三） 国内药品生产现状及应对策略

随着中国市场药品集采的深入，仿制药生产企业面临日益严峻的成本挑战。

作为应对策略，一方面，企业开始布局复杂制剂研发管线，新品研发带来的成本投入和失败风险使得本来对成本投入高度关注的决策者面临艰难选择。另一方面，集采进一步加剧了仿制药供应商市场的洗牌。越来越多的药品生产企业开始将拥有优势的品种产能放大，期望通过大批量生产和对生产运营效率的提高以在集采政策中获得成本优势。

对于仿制药企业的发展战略，粉体处理技术、配方技术、工艺系统与合规的软件自控系统（MES）方面的优势，从解决制药公司生产车间最基本的生产自动化问题开始，配合优秀的自控系统，形成运营高效、生产工

艺稳定、安全合规的商业化大批量OSD数字化生产线（80亿–150亿片/年），大幅的降低生产过程中的人力成本，提高运营效率，交叉污染风险得到有效控制。

同时，相对于传统的批次OSD生产制造，尽管数字化生产线在大批量商业化生产上有比较明显的成本、质量控制优势，一定程度上帮助制药企业实现了通过扩大批量来获得成本优势的既定目标，但是我们注意到相对于数字化生产线，OSD连续制造技术在生产线的柔性化、生产设施投入、运营成本、药品质量控制上均有优势。

另外，在创新药领域，一些药品生产企业已经在有计划的布局创新药研发管线，其中，如何缩短研发周期，且选择性能良好，可控和稳定的工艺系统作为关键事项考量。连续制造系统正常运行的前提是良好的稳定性，加上连续制造中PAT技术的应用以及生产流的特性，相对于批次生产，其生产更加柔性，且最终产品的质量更加稳定和可控。而这也是欧美市场大力推动连续制造技术的源动力之一。加上产品从研发到生产系统的深度绑定也极大提高了仿制的壁垒。

因此，关注和布局OSD连续制造生产技术，突破软硬件技术瓶颈，并与CED联合赢得当地监管机构的认可，在中国市场实现商业化连续制造生产将会是制药行业一个里程碑式的进步。

（四）　国家鼓励先进制造技术的政策导向

中共中央办公厅 国务院办公厅《关于深化审评审批制度改革鼓励药品医疗器械创新的意见》：发挥企业的创新主体作用。加强新产品研发和已上市产品的继续研究。

国务院办公厅《关于改革完善仿制药供应保障及使用政策的意见》：提高工艺制造水平。大力提升制药装备和智能制造水平，提高关键设备的研究制造能力和设备性能，推广应用新技术，优化和改进工艺生产管理，实现生产过程实时在线监控。

国家发展改革委 工业和信息化部《关于推动原料药产业高质量发展实施方案的通知》：推动生产技术创新升级。加快合成生物技术、连续流微反应、连续结晶和晶型控制等先进技术开发与应用，利用现代技术改造传统生产过程。

《药品上市后变更管理办法（试行）》：鼓励持有人运用新生产技术、新方法、新设备、新科技成果，不断改进和优化生产工艺，持续提高药品质量，提升药品安全性、有效性和质量可控性。

（五） 连续制造落地实施过程中的挑战

连续制造作为制药领域的新兴技术，国内药品生产企业发展连续制造技术仍面临巨大的挑战。

1. 设备层面

连续制造需要建立一个专门的中央控制系统，设备同时进行智能控制，这项工作极具挑战性。国内已实现连续直压、连续干法制粒、连续湿法制粒技术的制造商，如香港奥星集团结合其在配方技术、粉固体工艺系统的经验，集合强大的软件控制系统和全球优秀的PAT技术研发制造的AUSTAR ContiFlex连续制造平台。其ContiFlex 10连续制造平台可以帮助国内外客户实现创新药连续工艺研究与仿制药从批次到连续工艺的配方及工艺转化，为客户提供连续工艺可行性研究、质量控制策略及GMP验证服务。

2. 技术层面

连续制造的实现需要过程监测及过程分析技术（process analytical technology, PAT）的实时监控。由于连续制造对检测有着非常高的要求，传统的离线检测的检测时间过长，无法满足连续制造工艺控制的要求，因此，就需要更加高效、快速的检测方法，PAT无疑有着巨大的优势[6]。与此同时，PAT工具的合理选择，数学模型的建立、优化和验证需要丰富的知识积累和实践经验。

停留时间分布（residence time distribution, RTD）作为连续制造过程动态（process dynamics）重要的表征方式，需要根据输入物料特性合理选择示踪剂。因此需要建立系统的物料属性数据库，合理选择示踪剂来正确表征RTD。

连续制造技术知识的积累，需要多学科联合攻关才能够实现，涉及机电、设备、电气、自动化控制、制药工程、软件、数理统计等各专业人才。

3. 质量层面

虽然PAT技术实现实时放行是真正连续制造的必然趋势，但风险评估系统的升级和控制策略（受控状态、工艺动态、物料特性研究和控制、设备设计和系统整合、工艺监测和控制、物料可追溯性和分流、工艺模型）的建立仍是质量体系需要完善的重点工作。

4. 成本投入

连续制造的初期投入较大，具体包括前期的设备及配套设施投入、专业人员投入、培训投入、研发成本投入等。国内市场资本雄厚的制药企业首先入局的可能性较大。

5. 合规层面

虽然ICH Q13的发布为制药界和药品监管部门提供一个关于采用连续制造技术生产的原料药和制剂从监管的角度对其研发、制造全过程进行全面评估的指导原则，但物料追溯系统的完善程度、抽样和放行的检验方法等，目前还没有明确的指导原则。

（六） 结语

连续制造并不是对现有批生产工艺的否定，而是一种技术革新，为药品生产提供了一个新的选择。不管是传统批生产还是连续制造，都需要基于可靠稳健的生产工艺保证产品质量，这种监管目标是一致的。

随着后续业界对连续制造工艺知识和实践的不断积累，以及ICH国际协调工作的逐步推进，连续制造的定位能够更加清晰，潜在优势能够被最大化挖掘。

优势与挑战并存，企业需发挥创新主体作用，探索适合本土及企业自身的连续制造实施路径。

（香港奥星集团 何国强）

三、中药绿色智能制造实践案例

——中药大品种生产全过程在线检测质量管控体系

数字化发展是中国经济和社会发展的战略方向，为推动中药产业数字化转型，江中药业股份有限公司创新性运用近红外、浊度仪、折光仪等在线检测技术，首创压片自动取样、检测控制系统，建立中药大品种生产全过程在线检测质量管控体系，在线检测质量管控体系具有绿色无损、管控范围全、检测速度快、分析精度高等特点，对于提升中药过程质量管控水平，强化中药量化管控，实现过程质量可追溯意义重大，极大促进行业技术跨越和技术进步（见图3-3）。

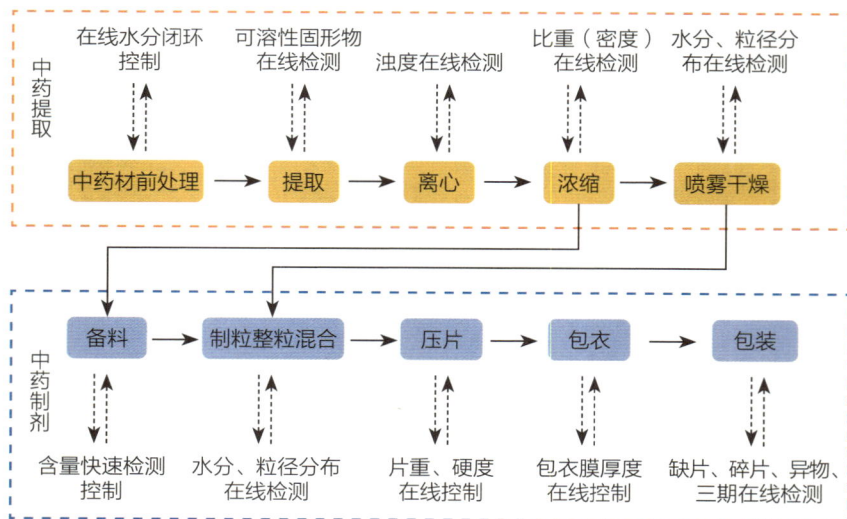

图3-3　中药生产全过程智能在线检测质量控制网络总图

中药大品种生产全过程在线检测质量管控体系实现中药大品种生产全过程质量检测与监控，以微波在线检测技术检测中药材烘干后水分，以折光在线检测技术检测中药煎煮液可溶性固形物含量，以浊度在线检测技术检测中药离心液浊度，以科氏力质量流量在线检测计检测中药浓缩相对密度，以近红外在线技术检测中药浸膏粉水分、粒径、指标性成分含量，以近红外在线检测技术检测中药中间体的指标性成分含量、中药颗粒的水分与粒径，以片剂取样在线检测系统监测素片的重量和硬度，以近红外在线检测技术实现包衣厚度检测，以AI视觉在线检测系统精准识别产品包装过程质量，整体实现对中药质量的全过程数字化动态管控。

全过程：体系涵盖从中药材前处理、提取、离心、浓缩、喷雾干燥、备料、制粒、压片、包衣、包装全过程，实现各工序关键质量指标在线管控。

数字化：通过在线检测技术运用，将人工经验转化为质量管控量化数据，实现中药质量精准管控。

可追溯：通过数字化系统抓取生产全过程的在线数据、指标，实现产品全生命周期质量管控过程有效追溯。

📝 **实施案例一**

中药材前处理应用微波在线检测技术实现水分调控

前处理烘干工序使用微波在线检测技术检测中药材烘干后的水分，以确保生产稳定。通过在线监测烘干后水分的变化，找到水分与烘干时间的对应关系，通过分析水分—烘干时间、烘干时间—传送速度的对应关系，实现水分与烘干参数的联动控制，形成以微波在线检测技术为基础可动态调节的水分-电机转速控制模型，从而监测药材烘干过程水分质量指标的动态变化情况，实现中药前处理烘干动态监测优化。

| 实物图 | 数据显示屏幕图 | 应用前后药材水分运行趋势对比 |

📝 实施案例二

药液提取应用折光在线检测技术实现固形物含量监测

采用折光在线检测技术监测中药可溶性固形物含量，利用光线在不同浓度介质中折射率差异的原理，确定介质浓度。创新性地将折光在线检测技术应用于中药提取液固形物含量测定，动态监测可溶性固形物的变化，监控煎煮提取进度，预测变化趋势。提取过程关键指标成分与煎煮药液可溶性固形物实施检测数据的回归分析显示，$P<0.001$，两者之间存在强正相关关系，折光在线检测数据可反映提取过程中关键指标成分变化趋势。

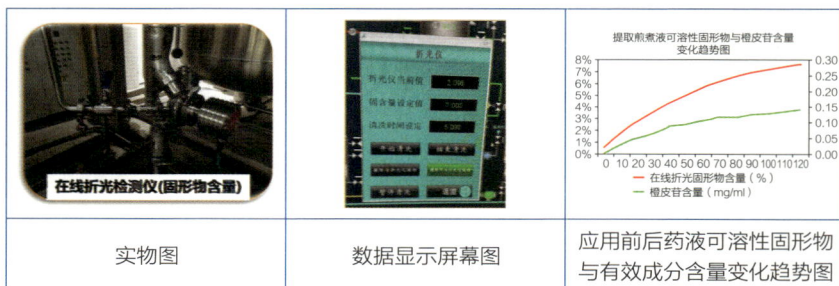

实物图	数据显示屏幕图	应用前后药液可溶性固形物与有效成分含量变化趋势图

📝 实施案例三

药液离心基于浊度在线检测技术，开发离心循环调节浊度控制系统

利用浊度传感器对流通池内药液的浊度进行在线检测，并根据检测信号控制药液流向，让未达到浊度要求的药液持续循环离心，直至达到预定要求，从而实现离心液浊度的稳定、均匀。突破传统离心设备如管式离心机通过单一的流量控制存在的离心效果下降、浊度升高的弊端。在生产中使用验证该设备，结果显示，离心后药液浊度稳定在规定范围以下，且离心效果不会随时间下降，以满足生产过程中的产品质量控制要求。

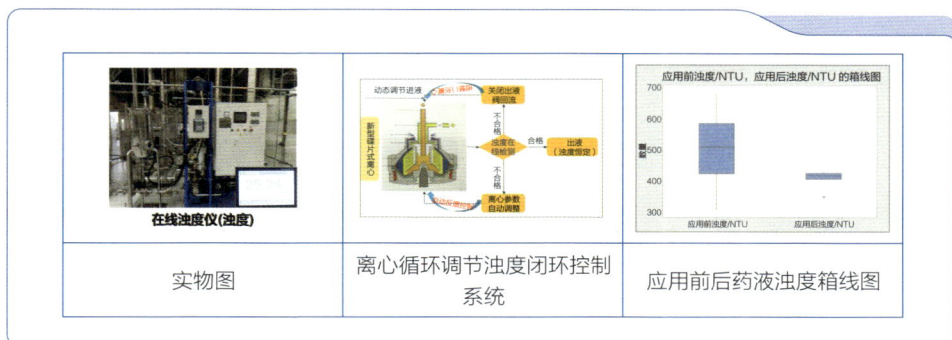

实物图	离心循环调节浊度闭环控制系统	应用前后药液浊度箱线图

📝 实施案例四

密度在线检测技术实现中药浓缩液密度检测

引入高效绿色的MVR浓缩系统的基础上，采用相对密度在线检测技术，利用质量–体积比值测得在线密度，联动设备控制相关工艺参数，保障密度按照工艺要求动态调控。通过应用前后I-MR控制图，可以显著看到应用后浓缩液密度稳定在控制限内，浓缩液密度控制得以更加稳定。

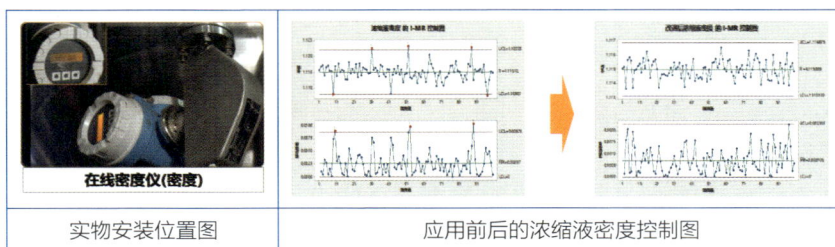

实物安装位置图	应用前后的浓缩液密度控制图

📝 实施案例五

基于近红外在线检测技术，实现中药浸膏喷雾干燥过程动态监测

采用正交试验对近红外在线检测仪的分光类型、光谱数据预处理方法、定量建模方法因素进行考察，建立可靠的数据模型，

同时对实时取样——在线检测机构进行改进，大幅提高了检测准确性。将CPP（进风温度、出风温度、进料速率、离心转速）与CQA（水分、粒度）进行关联，创建智能化闭环质量控制，实现浸膏粉生产过程关键工艺参数的动态自主调节。采用近红外在线检测技术检测喷雾干燥阶段浸膏粉的动态水分、粒径、指标性成分含量，动态监测喷雾干燥形成浸膏粉的变化过程，替代传统离线检测，实现中药浸膏质量动态调控。

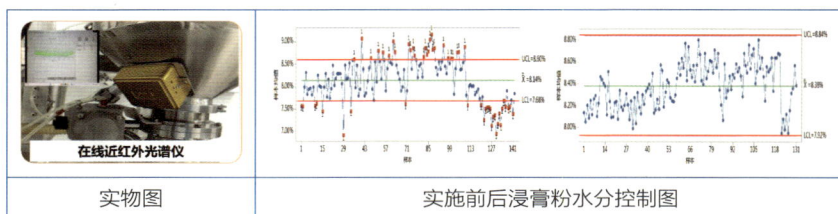

实物图	实施前后浸膏粉水分控制图

实施案例六

备料应用近红外在线检测技术实现中间体指标性成分的快速检测

使用近红外在线检测技术快速检测中间体指标性成分，验证PLS、SVR、MLP等三种不同算法的Unscrambler模型和python模型，最终选用PLS模型进行优化，目前模型准确度、精密度、重现性均符合方法学验证要求。该方法从取样到结果出具只需等待3分钟左右，取代传统实验室离线检测，缩短中间体等待时间4小时以上，提质增效。

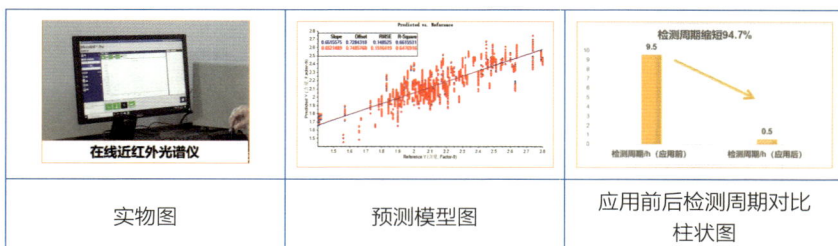

实物图	预测模型图	应用前后检测周期对比柱状图

📝 实施案例七

制粒应用近红外在线检测技术，实现颗粒水分、粒径在线动态检测

在制粒工序使用近红外在线检测技术检测颗粒的水分和粒径，检测数据可让操作人员直观监测颗粒的水分和粒径的动态变化，并在指标波动时及时调整设备参数，而不是依赖个人经验，降低批间颗粒质量差异。应用后，颗粒粒径控制更加稳定，每锅减少等待时间20分钟。

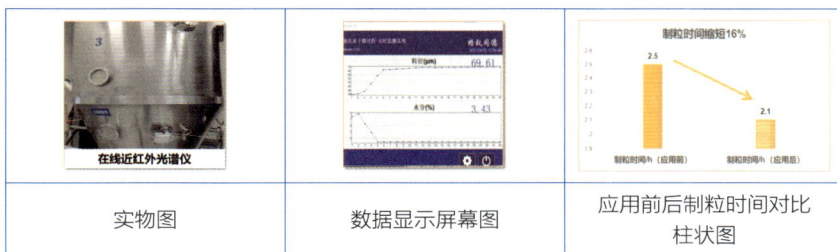

实物图	数据显示屏幕图	应用前后制粒时间对比柱状图

📝 实施案例八

压片首创自动取样、检测控制系统，实现中药高速压片质量检测与智能化控制

压片自动取样、检测控制系统在线检测素片的片重、硬度、片径。将在线检测系统接入压片机，设定取样周期，自动完成对素片质量指标的在线检测。当有压片工序出现异常情况时，可实现实时预警、停机，解决中药异形高速压片片重不稳定、须频繁人工调节的技术难题，实现在线检测与智能化控制。

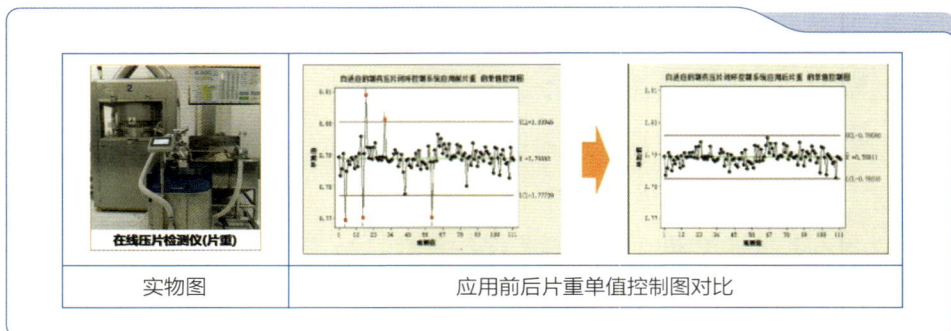

实物图	应用前后片重单值控制图对比

实施案例九

应用近红外在线检测技术，实现包衣厚度在线检测

通过近红外在线检测系统，在包衣过程中实时取样，对衣膜厚度实现在线检测，确保中药的包衣质量，避免人工包衣操作不规范、不精确的问题。

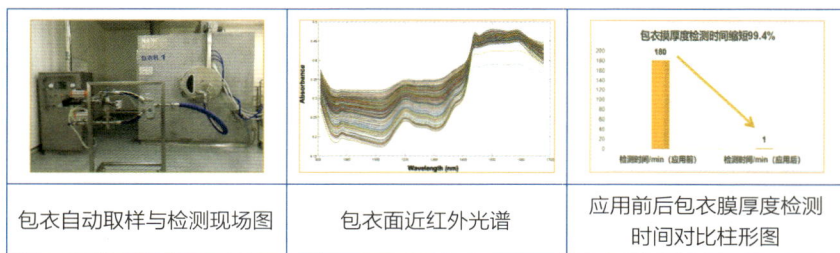

包衣自动取样与检测现场图	包衣面近红外光谱	应用前后包衣膜厚度检测时间对比柱形图

实施案例十

应用AI人工智能视觉在线检测分析技术，控制中药固体制剂包装质量

采用AI人工智能视觉在线检测技术，实现在高速生产场景下过程质量的精准控制，极大程度提高了中药产品包装出厂质量，实现了中药包装质量管控由传统人工/光学检测到AI视觉在线检测的跃迁。

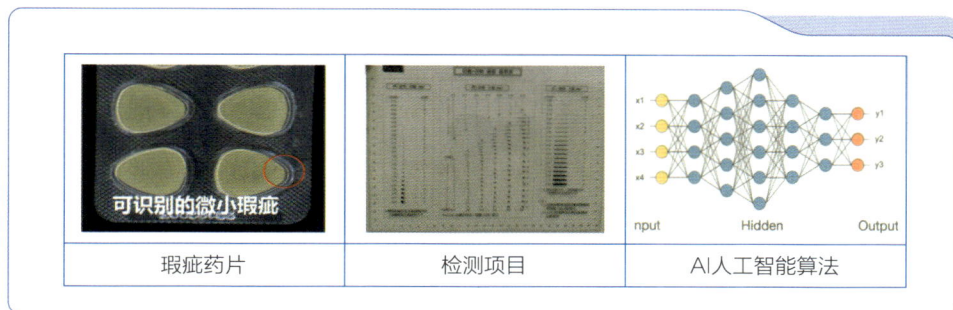

瑕疵药片	检测项目	AI人工智能算法

　　实施中药大品种生产全过程在线检测质量管控体系，由传统生产抽样检测的质量管控模式，转变为生产全过程实时检测的数字化质量管控模式，实现更具全面性、实时性且代表性的检测以及无人化、高精度、自主稳态化调控，使制造模式真正由传统型向数字化、智能化的新质生产力转变。

　　在实时性方面，在线检测技术能够在生产过程质量属性变化的瞬间，对其进行在线检测，实现过程质量的动态监控和检测，从而及时发现生产问题并采取相应措施，避免出现质量问题和隐患，以防问题进一步扩大；

　　在精准性方面，在线检测技术可以通过传感器等对数据进行精确的采集和分析，提高检测数据的准确性和可靠性；

　　在便捷性方面，在线检测技术只需要在传统工艺设备上增设连接口对接在线检测设备就可以实现在线检测，使用方便简单，提高效率和生产力；

　　在经济性方面，相较于传统的离线检测方式，在线检测技术的成本更低，不需要贵重的硬件设备和对应的检测时间、人力，在线监测技术可以实现对生产过程的自动化监测，减少了人力投入和繁琐的手工操作，从而降低了生产成本，只需少量的硬件和软件即可完成任务；

　　在合规性方面，企业利用数字化手段加强药品生产过程及中间体控制，数据较传统检测更为准确、真实，且频次高于人工检测，有效保证产品生产过程质量的动态稳定。

（江中药业股份有限公司）